TEWDROS KASAHUN

Nível de satisfação profissional

TEWDROS KASAHUN

Nível de satisfação profissional

Satisfação profissional e factores associados entre os profissionais de saúde do AHMC em Adama, Oromia, Etiópia

ScienciaScripts

Imprint
Any brand names and product names mentioned in this book are subject to trademark, brand or patent protection and are trademarks or registered trademarks of their respective holders. The use of brand names, product names, common names, trade names, product descriptions etc. even without a particular marking in this work is in no way to be construed to mean that such names may be regarded as unrestricted in respect of trademark and brand protection legislation and could thus be used by anyone.

Cover image: www.ingimage.com

This book is a translation from the original published under ISBN 978-620-7-84150-9.

Publisher:
Sciencia Scripts
is a trademark of
Dodo Books Indian Ocean Ltd. and OmniScriptum S.R.L publishing group

120 High Road, East Finchley, London, N2 9ED, United Kingdom
Str. Armeneasca 28/1, office 1, Chisinau MD-2012, Republic of Moldova, Europe
Managing Directors: Ieva Konstantinova, Victoria Ursu
info@omniscriptum.com

Printed at: see last page
ISBN: 978-620-8-53508-7

Conteúdo

Agradecimentos

Em primeiro lugar, quero exprimir a minha gratidão ao meu Senhor Jesus Cristo, cujo apoio inabalável me guiou em todos os aspectos da minha vida, particularmente na obtenção de sucesso nos meus estudos de mestrado. Depois, gostaria de exprimir a minha mais profunda gratidão ao meu orientador, Teklemariam Gultie (professor associado), pela sua valiosa orientação, feedback construtivo e sugestões perspicazes que contribuíram significativamente para a conclusão deste estudo. Finalmente, estou imensamente grato a todos os colectores de dados, supervisores, gestores de explorações Flory selecionadas e a todos os trabalhadores pela sua participação ativa e amável.

Resumo

Antecedentes: O sector da floricultura na Etiópia contribui significativamente para a economia através dos mercados nacionais e internacionais, mas a utilização de pesticidas na floricultura suscita preocupações quanto aos potenciais riscos para a saúde dos trabalhadores. Os conhecimentos, as atitudes e as práticas de segurança destes trabalhadores são fundamentais para atenuar os efeitos adversos da exposição aos pesticidas.

Objetivo: o objetivo deste estudo é avaliar o conhecimento, a atitude e as práticas de segurança relacionadas com os efeitos da exposição a pesticidas entre os trabalhadores agrícolas de flores na cidade de Zeway (Batu), na zona leste de Showa, Oromia, Etiópia 2024.

Métodos: Foi realizado um estudo ocupacional transversal de abril a maio de 2024. Foi utilizada uma amostragem selectiva para selecionar três explorações de floricultura de um total de sete. Em seguida, foi aplicada uma amostragem aleatória para selecionar 357 trabalhadores destas três explorações. Os dados foram recolhidos através de um questionário estruturado administrado através da ferramenta de software Kobo Collect. Os dados foram descarregados do servidor Kobo em formato Excel e exportados para o SPSS versão 26 para análise. Os dados foram verificados quanto à sua exaustividade antes da análise. Foram utilizados métodos de frequência, percentagem, bivariados e multivariados para analisar os dados e identificar os factores que afectam a satisfação profissional dos profissionais de saúde. Foi utilizado um intervalo de confiança de 95% e um valor de p de 0,05 como ponto de corte para a significância estatística.

Resultados: O inquérito incluiu 350 participantes, o que corresponde a uma taxa de resposta de 98,0% da totalidade da amostra. A maioria dos trabalhadores (260) era do sexo feminino, e 189 trabalhadores tinham idade inferior ou igual a 20 anos. Cerca de 142 (40,6%) dos participantes tinham bons conhecimentos gerais relacionados com a utilização de pesticidas e 186 (42,9%) dos trabalhadores tinham uma atitude positiva relativamente à aplicação segura de pesticidas. O nível de boas práticas foi de 42,9% (N = 150). Idade>20(AOR = 2,546, 95% CI [1,492-4,346], p = 0,001), conhecer as medidas tomadas após a exposição a pesticidas(AOR = 0,449, 95% CI [0,231-0,927], p = 0,015), utilização de equipamento de proteção individual (EPI) EPI (por vezes: AOR = 0,098, IC 95% [0,047-0,207], p = 0,000; sempre: AOR = 0,463, 95% CI [0,231-0,927], p = 0,030), acreditar que a exposição a pesticidas causa problemas de saúde (AOR = 0,273, 95% CI [0,162-0,460], p = 0,000) e exames médicos periódicos (AOR = 0,321, 95% CI [0,133-0,770], p = 0,012) mostraram uma associação significativa com as práticas de segurança.

Conclusão e recomendação: A idade, a ação após a exposição, a utilização de

EPI, a crença nos riscos para a saúde da exposição a pesticidas e os exames médicos periódicos são factores que influenciam as práticas de manuseamento de pesticidas. É importante sublinhar a importância da educação, da formação e do apoio contínuos para criar um ambiente mais seguro para as pessoas envolvidas em actividades relacionadas com os pesticidas.

Plano de trabalho e orçamento; o estudo foi realizado de abril a junho de 2024. Será necessário um orçamento total de **65 000 Birr** para realizar este estudo

Palavras-chave: Exposição, pesticida, floricultura, trabalho

CAPÍTULO 1

INTRODUÇÃO

1.1. Antecedentes do estudo

Os pesticidas tornaram-se parte integrante da agricultura moderna, uma vez que são utilizados para proteger e aumentar a produção de culturas e produtos hortícolas (1). A utilização de pesticidas é atualmente a principal estratégia de gestão de pragas para garantir o abastecimento alimentar do mundo. No entanto, a maioria dos pesticidas é tóxica para as espécies não visadas, incluindo os seres humanos, e a utilização extensiva destes produtos no campo pode conduzir a doenças profissionais e envenenamentos (2). Os agricultores, em especial os que estão diretamente envolvidos no manuseamento de pesticidas, correm um risco elevado de exposição a pesticidas devido ao contacto com resíduos de pesticidas nas culturas tratadas, a práticas de manuseamento, armazenamento e eliminação pouco seguras, à manutenção deficiente do equipamento de pulverização e à falta de equipamento de proteção ou à não utilização adequada do mesmo (3).

Os pesticidas desempenham um papel significativo nas actividades agrícolas, uma vez que a agricultura é o maior consumidor (cerca de 85 % da produção mundial) de pesticidas para controlar quimicamente várias pragas (4).

A Organização Mundial de Saúde (OMS) estabeleceu que ocorrem três milhões de intoxicações agudas por pesticidas em todo o mundo, com 220 000 vítimas mortais (4). Os pesticidas permitem aos agricultores evitar perdas de 78%, 54% e 32% nos frutos, legumes e cereais, respetivamente (5).

A rápida taxa de crescimento da população mundial está a aumentar significativamente o volume de pesticidas importados. Vários estudos indicam que, até 2050, a população mundial atingirá mais de 30% do nível atual, aumentando a atual procura de alimentos para consumo humano e animal em 50%. Esta situação exige a maximização do rendimento Avanços na Agricultura das terras limitadas disponíveis através da utilização de factores de produção agrícola, tais como sementes melhoradas, fertilizantes e pesticidas (6).

Durante as duas últimas décadas, os organismos internacionais debruçaram-se sobre a questão da utilização de pesticidas e adoptaram uma série de soluções e programas para fazer face aos efeitos da utilização de pesticidas. Apesar destes esforços, a utilização global de pesticidas continuou a crescer de forma constante, atingindo 4,1 milhões de toneladas por ano em 2017, um aumento de quase 81% em relação a 1990. A prática de segurança dos pesticidas entre os agricultores de diferentes países do mundo mostrou que 43,1% estavam no Nepal, 42% no Kuwait, 50,8% no Irão, 61% no Uganda e na Costa Rica e 26,6% na Etiópia (7).

As explorações floricolas da Etiópia são grandes consumidoras de pesticidas,

tanto em termos de diversidade como de quantidade. Os pesticidas utilizados têm diferentes composições químicas destinadas a serem utilizadas como insecticidas, fungicidas e herbicidas.
De acordo com as classificações de perigo agudo da Organização Mundial de Saúde (OMS), são utilizados vários pesticidas da classe I-IV. Um estudo efectuado em seis explorações florícolas etíopes em 2020 revelou a utilização de 22-50 pesticidas diferentes em cada exploração. O tipo de pesticidas utilizados numa exploração de flores muda de dia para dia, devido às diferentes pragas que ocorrem nestas grandes explorações (8).
As intoxicações por pesticidas são um problema de saúde pública a nível mundial que mata cerca de 300 000 pessoas por ano, a grande maioria das quais em países em desenvolvimento.6,7 Na Etiópia, 41% dos agricultores referiram a toxicidade dos pesticidas.8 De acordo com uma investigação realizada na Etiópia, 75,22% dos agricultores referiram doenças na sequência da aplicação de pesticidas.
Um estudo etíope revelou que 56% dos casos de intoxicação aguda por pesticidas em floriculturas foram registados. Os sintomas de intoxicação mais frequentemente comunicados pelos próprios foram perturbações do sistema nervoso (79%), seguidas de doenças respiratórias e gastrointestinais (58%) nos 12 meses anteriores (9).
No entanto, em muitos países, esse aumento das receitas do investimento na floricultura é obtido a um preço muito elevado. A indústria da floricultura, em todo o mundo, utiliza uma vasta gama de pesticidas. Há também relatos de que os pesticidas causaram problemas de saúde humana e ambientais em países onde a floricultura começou há mais de uma década. A este respeito, a recém-criada indústria da floricultura na Etiópia apresenta um baixo nível de normas de segurança e saúde no trabalho, incluindo a utilização generalizada de pesticidas não registados e nocivos. A indústria da floricultura utiliza uma série de pesticidas importados em grandes quantidades (9).
Os pulverizadores de pesticidas são responsáveis pela pulverização diária de pesticidas dentro das estufas de proteção plástica para aumentar a produtividade das explorações florícolas. Os pulverizadores são um grupo específico de trabalhadores, especializados nas tarefas de pulverização. Por outro lado, os outros trabalhadores das explorações florícolas também estão envolvidos em múltiplas actividades fora das estufas, tais como as tarefas de manuseamento no interior das instalações de embalagem e na câmara frigorífica. Estes trabalhadores estão envolvidos na poda das flores ou na sua preparação para a embalagem e o transporte. Estes trabalhadores não manuseiam pesticidas e raramente entram nas estufas onde são pulverizados pesticidas (8).

Na maioria dos casos, os proprietários das explorações dão mais prioridade às flores que estão a ser produzidas do que à segurança e saúde dos seus empregados. Em consequência, alguns empregados das explorações florícolas são obrigados a abandonar o seu trabalho, enquanto muitos continuam a sofrer a exposição regular a produtos químicos sem as devidas precauções. Do mesmo modo, milhares de trabalhadores das explorações agrícolas efectuam diariamente a pulverização de produtos químicos perigosos sem equipamento adequado para os proteger de uma eventual exposição a esses produtos. Muitos destes trabalhadores sofrem frequentemente de diferentes problemas de saúde, como vómitos recorrentes e colapsos, devido à exposição regular aos produtos químicos.

Assim, este estudo procura avaliar o conhecimento, a atitude e a prática do efeito dos pesticidas entre os trabalhadores das explorações florícolas, com especial referência a três explorações florícolas. A investigação incide principalmente em questões relacionadas com as condições de trabalho dos trabalhadores, o fornecimento de equipamento de proteção individual, a prática de medidas de segurança e a prestação de formação em matéria de segurança e saúde aos trabalhadores. O estudo também tenta identificar os problemas relacionados com a segurança e a saúde no trabalho que os trabalhadores agrícolas enfrentam e se a indústria da floricultura na Etiópia está a funcionar de acordo com as normas internacionais de segurança e saúde no trabalho.

1.2. Declaração do problema

A utilização de pesticidas na floricultura tem sido associada a vários riscos para a saúde, incluindo problemas respiratórios, irritações da pele e doenças crónicas a longo prazo.

Um estudo realizado na Etiópia revelou que os sintomas de saúde mais comuns entre os trabalhadores das explorações florícolas expostos a pesticidas eram dores de cabeça, tonturas e dores musculares. As mulheres que trabalham em explorações florícolas correm um maior risco de exposição acumulada a pesticidas devido a longas horas de trabalho desde tenra idade e a múltiplas exposições, desde resíduos nos alimentos e na água até à poluição atmosférica (11). Além disso, um estudo realizado na Tanzânia constatou que os aplicadores de pesticidas nas explorações agrícolas de flores e de cebolas apresentavam uma elevada proporção de sintomas neurológicos e de depressão no teste da colinesterase. O estudo recomendou a realização de mais estudos para determinar a causalidade de tais casos elevados de sintomas neurológicos (12).

Um estudo efectuado na Etiópia concluiu que a exposição a pesticidas entre os trabalhadores agrícolas de flores está associada a um maior risco de sintomas respiratórios, incluindo tosse, pieira e catarro (13). O estudo recomendou a implementação de medidas de segurança, incluindo a utilização de equipamento de proteção individual (EPI), formação adequada sobre a utilização e manuseamento de pesticidas e a criação de comités de gestão de pesticidas para supervisionar a utilização de pesticidas e as medidas de segurança.

Um estudo transversal realizado na Etiópia concluiu que os baixos níveis de conhecimento e de prática dos riscos profissionais entre os trabalhadores das explorações floricolas estão associados a um maior risco de problemas de saúde. O estudo recomendou a implementação de programas de educação e formação para melhorar o conhecimento e a prática dos riscos profissionais entre os trabalhadores do sector das flores (14). Um estudo realizado na Etiópia concluiu que a exposição a pesticidas entre os trabalhadores do sector das flores está associada a um risco mais elevado de sintomas neurológicos e tremores. O estudo recomendou a implementação de medidas de segurança, incluindo a utilização de EPI, formação adequada sobre a utilização e manuseamento de pesticidas e a criação de comités de gestão de pesticidas para supervisionar a utilização de pesticidas e as medidas de segurança (15).

Por conseguinte, é crucial investigar os conhecimentos, as atitudes e as práticas de segurança dos efeitos dos pesticidas entre os trabalhadores das explorações florícolas em Zeway, Oromia, Etiópia, para desenvolver intervenções eficazes e prevenir resultados adversos para a saúde. Esta investigação pode contribuir para melhorar a segurança e o bem-estar dos trabalhadores na indústria das flores.

CAPÍTULO 2

Revisão da literatura

2.1. Definições de conceitos básicos e revisão da literatura relacionada

No conceito geral, o conhecimento, a atitude e as práticas de segurança dos efeitos dos pesticidas entre os trabalhadores das explorações florícolas na Etiópia são essenciais para compreender a forma como os trabalhadores percepcionam, manuseiam e se protegem dos riscos potenciais associados à exposição aos pesticidas. Com base na investigação efectuada nas explorações florícolas da Etiópia, podem definir-se vários aspectos fundamentais:

Conhecimentos: Sensibilização e compreensão dos potenciais perigos para a saúde e para o ambiente associados à utilização de pesticidas, dos procedimentos adequados de manuseamento, armazenamento e eliminação, e da importância do equipamento de proteção individual (EPI) entre os trabalhadores agrícolas de flores em Zeway (Batu), Etiópia(16,9) .

Atitude: As percepções, crenças e valores dos trabalhadores das explorações florestais relativamente à utilização de pesticidas, às medidas de segurança e à importância de respeitar os protocolos de segurança no local de trabalho (16,9).

Práticas de segurança: Os comportamentos e acções concretos adoptados pelos trabalhadores das explorações florestais para minimizar a exposição aos pesticidas, incluindo a utilização de EPI, o manuseamento e armazenamento adequados dos pesticidas e o cumprimento das orientações de segurança durante a aplicação e eliminação (16).

Efeito dos pesticidas: Os impactos negativos da exposição aos pesticidas na saúde e no bem-estar dos trabalhadores das explorações florestais, incluindo sintomas respiratórios, neurológicos e dérmicos, bem como potenciais efeitos a longo prazo na saúde(16).

Trabalhadores das quintas de flores: Os indivíduos empregados nas quintas de flores de Zeway, na Etiópia, que estão expostos a pesticidas durante as suas actividades laborais diárias(9).

2.2. Literatura empírica

2.2.1. Conhecimentos sobre a prevenção dos efeitos dos pesticidas entre os trabalhadores agrícolas do sector das flores

Os conhecimentos sobre a prevenção dos efeitos dos pesticidas são cruciais para a proteção da saúde humana e do ambiente. O estudo indicou que uma proporção significativa de agricultores não possuía conhecimentos adequados sobre a utilização segura dos pesticidas. Especificamente, apenas 30% dos agricultores demonstraram compreender corretamente os riscos para a saúde associados à exposição aos pesticidas.

Além disso, o estudo revelou que existia uma lacuna na adoção das práticas de segurança recomendadas para o manuseamento de pesticidas. Apenas 25% dos agricultores declararam utilizar consistentemente equipamento de proteção individual (EPI) quando trabalham com pesticidas, o que os coloca em maior risco de exposição a produtos químicos nocivos (17,18,19) .

Os estudos sublinham que os agricultores carecem frequentemente de conhecimentos abrangentes e de práticas corretas no que respeita à utilização de pesticidas, o que conduz a consequências adversas (20). Sublinha-se a importância dos conhecimentos sobre o manuseamento dos resíduos de pesticidas, o reconhecimento dos sintomas de envenenamento e a utilização de vestuário de proteção. Recomenda-se o reforço dos conhecimentos através de campanhas nos meios de comunicação social, programas de formação e a aplicação rigorosa de protocolos de segurança para atenuar os riscos associados à exposição a pesticidas (21).

Estudos indicam que os trabalhadores agrícolas, especialmente os agricultores não biológicos, correm um risco elevado de desenvolver sintomas respiratórios devido à exposição a pesticidas. O estudo incluiu trabalhadores agrícolas biológicos e não biológicos que estavam diretamente envolvidos em actividades agrícolas e excluiu o pessoal de apoio, como os gestores de recursos humanos, que não estavam diretamente envolvidos em actividades agrícolas. Os resultados indicam que os agricultores não biológicos apresentavam um risco mais elevado de desenvolver sintomas respiratórios do que os trabalhadores agrícolas biológicos. Os agricultores não biológicos foram significativamente associados a tosse, rinite e falta de ar entre os trabalhadores agrícolas [OR ajustado (IC 95%) 31,94 (12,04, 84,70), 4,44 (2,61, 7,56) e 6,44 (1,98, 20,95)], respetivamente.

No entanto, deveria haver uma recolha sistemática de dados sobre os casos de envenenamento que ocorrem nas zonas agrícolas com um grande número de trabalhadores, de modo a que possam ser tomadas medidas eficazes para proteger os agricultores de doenças crónicas associadas à exposição a pesticidas, em especial, neste caso, problemas respiratórios (22).

Além disso, é de notar que os extensionistas agrícolas na Etiópia, que desempenham um papel crucial no aconselhamento sobre os riscos dos pesticidas, carecem frequentemente de conhecimentos e formação suficientes nesta área, o que sublinha a necessidade de esforços contínuos de reforço das capacidades para minimizar os riscos ambientais e profissionais associados à utilização de pesticidas na agricultura (23). Estas ideias sublinham a importância de aumentar os conhecimentos e de implementar regulamentos rigorosos para salvaguardar a saúde dos trabalhadores das plantações de flores em Zeway.

2.2.2. Atitude dos trabalhadores do sector das flores em relação à prevenção dos efeitos dos pesticidas

Os resultados revelaram que a atitude, a norma subjectiva e o controlo comportamental percebido representavam, em conjunto, cerca de 29% da variação da intenção dos agricultores em relação à utilização segura dos pesticidas, enquanto a intenção e o controlo comportamental percebido explicavam 38% da variação do comportamento dos agricultores em relação à utilização segura dos pesticidas. Além disso, verificou-se que a atitude e o controlo comportamental percebido têm um impacto significativo na intenção e no comportamento dos agricultores relativamente à utilização segura de pesticidas na área de estudo(24). As práticas dos trabalhadores contra a exposição aos pesticidas são influenciadas por factores como a consciência dos impactos na saúde, a vontade de investir em equipamento de proteção individual (EPI) e o acesso ao fornecimento de EPI. O presente estudo foi realizado no distrito de Kolar, no estado de Karnataka, na Índia, durante 2018-19, para determinar a atitude dos horticultores em relação à mitigação dos efeitos nocivos dos produtos químicos agrícolas.

Os dados foram recolhidos junto de 120 produtores de produtos hortícolas, utilizando um programa de entrevistas pré-testado. Verificou-se que mais de metade dos produtores de produtos hortícolas (52,50%) tinha uma atitude altamente favorável em relação à atenuação dos efeitos nocivos dos produtos químicos agrícolas; sessenta por cento dos produtores de produtos hortícolas estavam indecisos quanto à pulverização de pesticidas na direção oposta ao vento ou na direção do vento.

O estudo facilita aos departamentos de agricultura e horticultura a formação dos agricultores, permitindo-lhes utilizar, manusear e armazenar os produtos químicos agrícolas em segurança(25). Além disso, as comparações de saúde respiratória entre pulverizadores de pesticidas e trabalhadores não pulverizadores sugerem que os pulverizadores, que utilizam equipamento de proteção respiratória, apresentam índices de função pulmonar mais elevados, sublinhando a importância das medidas de proteção na redução dos riscos de exposição aos pesticidas. A maioria dos estudos incluídos centrou-se na abordagem educativa/comportamental. Os estudos que aplicaram esta abordagem foram eficazes na melhoria dos conhecimentos e das atitudes dos participantes; no entanto, estas intervenções foram menos eficazes em termos de alterações dos comportamentos dos participantes e do seu risco de exposição a pesticidas tóxicos. As intervenções multifacetadas foram moderadamente eficazes em termos de melhoria dos comportamentos dos agricultores e dos trabalhadores agrícolas e de redução da exposição a pesticidas tóxicos. Não encontrámos nenhum estudo que tivesse avaliado a eficácia das intervenções de engenharia/tecnológicas e de legislação/execução (26), o que sublinha a necessidade de programas de formação específicos para aumentar a sensibilização, as atitudes e as práticas dos trabalhadores agrícolas de flores em Zeway.

2.2.3. Práticas de prevenção dos efeitos dos pesticidas nos trabalhadores agrícolas do sector das flores Uma análise exaustiva da literatura sobre as práticas de segurança dos efeitos dos pesticidas nos trabalhadores agrícolas do sector das flores revela resultados significativos. Os estudos salientam que factores como o conhecimento, o comportamento seguro, a educação e o equipamento de proteção individual influenciam a segurança dos agricultores quando utilizam pesticidas (28) . A investigação na Etiópia indica que os trabalhadores das explorações agrícolas de flores apresentam resíduos de pesticidas mais elevados no soro sanguíneo do que os controlos, o que realça os riscos de exposição profissional que enfrentam. As avaliações das intervenções para promover a segurança dos pesticidas entre os agricultores sugerem que os programas educativos são eficazes para melhorar os conhecimentos e as atitudes, mas não tanto para alterar os comportamentos e reduzir a exposição a pesticidas tóxicos. Foi realizado um estudo laboratorial transversal no centro da Etiópia entre 194 trabalhadores de quintas de flores. Foram recolhidas amostras de sangue de 100 participantes no estudo (50 de trabalhadores agrícolas e 50 funcionários públicos como controlo).

A separação, extração e limpeza do soro sanguíneo foram efectuadas segundo métodos analíticos normalizados. Foram detectados no soro dos participantes no estudo dez pesticidas organoclorados (OCP) (o,p'-DDT, p,p'-DDD, p,p'-DDE, p,p'-DDT, heptacloro, epóxido de heptacloro, endossulfão, dieldrina, metoxicloro, dibuticloridato) e três piretróides (cipermetrina, permetrina e deltametrina). Dos pesticidas detectados, o p,p'-DDT e o p,p'-DDE foram observados em concentrações médias elevadas (81,5 ± 83,5 e 12,5 ± 6,7 ng/mL), (38,0 ± 31,8 e 6,84 ± 7,4 ng/mL) na exploração de flores e nos controlos, respetivamente. A partir do teste U de Mann-Whitney, há uma diferença significativa para o DDT total ($P < 0,02$), p,p'-DDE ($P < 0,001$), cipermetrina ($P < 0,001$), heptacloro ($P < 0,04$), heptacloroepóxido ($P < 0,001$) e clorendato de dibutilo ($P < 0,01$) entre os trabalhadores da floricultura e os controlos.(29). Um estudo que comparou os sintomas respiratórios e a função pulmonar em pulverizadores de pesticidas e em trabalhadores não pulverizadores concluiu que os pulverizadores apresentavam índices de função pulmonar mais elevados, possivelmente devido à utilização de equipamento de proteção respiratória. No total, participaram 285 trabalhadores (152 pulverizadores e 133 não pulverizadores), com uma taxa de resposta de 96%. A duração média do serviço foi de 24 meses (18 para os pulverizadores e 24 para os não pulverizadores). Os pulverizadores trabalhavam menos horas por dia em comparação com os não pulverizadores ($p < 0,05$). Os não-pulverizadores tinham uma escolaridade mais elevada em comparação com os pulverizadores: 40,6 vs. 27,0% com nível de ensino secundário e superior. Mais trabalhadores não pulverizadores (65,4%) relataram cozinhar dentro da casa principal do que os pulverizadores (51%) (30). Estes dados colectivos sublinham a importância de implementar regulamentos rigorosos e iniciativas educativas para salvaguardar a saúde dos trabalhadores das explorações florícolas.

2.2.4. Fator associado ao conhecimento sobre a prevenção do efeito dos pesticidas Os factores que influenciam o comportamento de utilização segura de pesticidas pelos agricultores incluem os níveis de conhecimento, as práticas de manuseamento seguro, a educação e a utilização de equipamento de proteção individual (31) . Além disso, foram identificados entre os agricultores conhecimentos e práticas inadequados relativamente à utilização de pesticidas, o que realça a necessidade de melhorar os programas de educação e formação (28) . A exposição a pesticidas, especialmente durante o início da gravidez, apresenta riscos como resultados adversos no nascimento, o que realça a importância de práticas de manuseamento corretas e de sensibilização (17) .

As intervenções eficazes para promover a segurança dos pesticidas e reduzir a exposição dos agricultores e dos trabalhadores agrícolas incluem programas educativos, que demonstraram melhorar os conhecimentos e as atitudes, mas que têm limitações na mudança de comportamentos e na redução da exposição (32) .

Estas conclusões sublinham a importância de reforçar os conhecimentos, as práticas seguras e as iniciativas educativas para atenuar os efeitos adversos dos pesticidas na saúde humana e no ambiente.

Os factores associados aos conhecimentos sobre a prevenção dos efeitos dos pesticidas foram amplamente estudados em vários contextos agrícolas. Os estudos salientaram que factores como os níveis de conhecimento, os comportamentos seguros na utilização de pesticidas, a educação dos agricultores e a utilização de equipamento de proteção individual influenciam significativamente a prevenção dos riscos para a saúde relacionados com os pesticidas(31,17,29) .

Além disso, os conhecimentos inadequados sobre a toxicidade dos pesticidas, as más práticas de manuseamento e a disponibilidade de produtos químicos não autorizados contribuem para os riscos associados à exposição aos pesticidas (32).

O estudo recolheu dados de 136 produtores de legumes, 68 dos quais de cada distrito, e envolveu também 5 veterinários agrícolas de ambos os distritos, utilizando técnicas de amostragem aleatória. Os resultados indicaram que apenas 13,23% dos agricultores usavam equipamento de proteção individual (EPI) completo, enquanto 83,08% usavam EPI parcial e 3,67% aplicavam pesticidas sem qualquer equipamento de proteção. Esta constatação foi estatisticamente significativa ao nível de 10%. Entre os diferentes tipos de equipamentos de proteção, as máscaras foram os mais utilizados pelos agricultores. A maioria dos agricultores (62,5%) referiu ter sido envenenada durante a mistura e a pulverização de pesticidas, sendo a irritação ocular o sintoma mais frequentemente referido. (33) .

Estas conclusões sublinham a importância de promover práticas seguras, aumentar a sensibilização e disponibilizar os recursos necessários para atenuar os efeitos adversos dos pesticidas na saúde humana e no ambiente.

2.2.5. Fator associado à Atitude sobre a prevenção dos efeitos dos pesticidas

Uma revisão da literatura sobre os factores associados às atitudes sobre a prevenção dos efeitos dos pesticidas revela várias perspectivas. Os estudos indicam que os agricultores estão conscientes dos perigos dos pesticidas, mas ignoram frequentemente as medidas preventivas (24). As intervenções educativas e comportamentais mostraram eficácia na melhoria dos conhecimentos e das atitudes, mas tiveram um sucesso limitado na mudança de comportamentos e na redução da exposição a pesticidas tóxicos (26). Além disso, um estudo realizado no Gana, utilizando a Teoria do Comportamento Planeado, concluiu que a atitude e o controlo comportamental percebido influenciam significativamente as intenções e os comportamentos dos agricultores em relação à utilização segura de pesticidas (25). Em geral, estas conclusões sublinham a importância de intervenções específicas, programas de formação e esforços de colaboração para melhorar as atitudes e práticas dos agricultores no sentido de prevenir os efeitos dos pesticidas.

Uma revisão da literatura realizada na Etiópia destacou os factores associados às atitudes em relação à prevenção dos efeitos dos pesticidas na zona de Zeway. Foi efectuado um estudo transversal de base comunitária que envolveu 1 073 indivíduos. Examinámos os efeitos na saúde potencialmente atribuíveis à exposição a pesticidas utilizando a regressão para estimar os rácios de prevalência (RP). Foi observada uma maior proporção de bons conhecimentos sobre pesticidas [75 vs. 14%; APR = 1,542 (1,358-1,752), $p < 0{,}001$] e uma pontuação média mais elevada de perceção do risco para a saúde decorrente da utilização de pesticidas [4,21 vs. 3,90; APR = 1,079 (1,004-1,159), $p < 0{,}05$] entre os aplicadores do que entre os residentes. Uma proporção significativamente maior de aplicadores experimentou efeitos na saúde presumivelmente relacionados à exposição a pesticidas entre si (36%) do que os residentes (16%), e uma proporção maior deles usou medicamentos prescritos nos últimos 12 meses [51 vs. 32%; APR = 1,140 (1,003-1,295), $p < 0,05$]. A irritação da pele, a falta de ar, a tosse e as tonturas foram mais relatadas pelos aplicadores do que pelos residentes (35). Além disso, verificou-se que existia um maior risco de poluição da água na região de Meki em comparação com outras zonas, o que realça o impacto ambiental das práticas de pesticidas (36) . Além disso, o estudo indicou que a atitude global positiva em relação aos pesticidas seguros era de 44,7% (N=134). Cerca de 32 (10,7%) trabalhadores concordam fortemente que todos os pesticidas têm o mesmo problema de saúde e 44 (14,7%) dos inquiridos desencorajam fortemente a utilização de mais pesticidas na zona agrícola. Cerca de 26 (8,7%) dos trabalhadores discordam fortemente de usar e investir em EPI, sendo a razão subjacente o facto de não ser viável para eles com o seu salário atual (37) . Estes resultados sublinham a necessidade urgente de melhorar a educação e as práticas para prevenir os riscos para a saúde e o ambiente relacionados com os pesticidas na Zeway.

2.2.6. Fator associado à prática sobre a prevenção do efeito dos pesticidas

Uma análise exaustiva da literatura sobre os factores associados às práticas de segurança para prevenir os efeitos dos pesticidas entre os agricultores e os trabalhadores agrícolas revela várias conclusões importantes. Os estudos salientam a importância dos conhecimentos, dos comportamentos seguros, dos níveis de educação e da utilização de equipamento de proteção individual na promoção de um manuseamento seguro dos pesticidas(27,35,38) . Além disso, o papel da eficiência técnica, a consciencialização dos perigos dos pesticidas e a adesão às medidas de segurança influenciam significativamente os comportamentos de segurança dos agricultores (28) .

2.2.7. Fator associado ao conhecimento, atitude e prática sobre a prevenção dos efeitos dos pesticidas

Num estudo realizado em bahirdar com trabalhadores da floricultura, cerca de 100 (33,3%) dos participantes tinham bons conhecimentos gerais sobre a utilização de pesticidas e 134 (44,7%) dos trabalhadores tinham uma atitude positiva em relação à aplicação segura de pesticidas. O nível de boas práticas foi de 61,3% (N = 184). O conhecimento do impacto dos pesticidas no ambiente (AOR, 0,54; IC 95%, 0,30-0,96), o conhecimento dos problemas de saúde relacionados com os pesticidas (AOR, 0,36; IC 95%, 0,20-0,63), a vontade de usar e investir em EPI (AOR, 0,53; IC 95%, 0,28-0,98) e o fornecimento de EPI (AOR, 0,29; IC 95%, 0,16-0,51) foram significativamente associados às práticas de manuseamento de pesticidas dos trabalhadores. Os trabalhadores que não conheciam os problemas de saúde relacionados com os pesticidas tinham 36%

menos probabilidades de ter uma boa prática . A probabilidade de ter boas práticas entre os trabalhadores que discordam de usar e investir em EPI é 53% inferior à dos que concordam. A probabilidade de ter boas práticas entre os trabalhadores que não tinham qualquer fornecimento de EPI era inferior à dos seus homólogos com (AOR, 0,29; 95% CI, 0,16-0,51) (39).
Um estudo efectuado na cidade de Gonder sobre agricultores que trabalham na irrigação mostra que 261 (63,8%) deles tinham más práticas de manuseamento e armazenamento de pesticidas. Os conhecimentos [AOR = 3,23 (IC 95% 1,91, 5,46)], a atitude [AOR = 1,77 (IC 95% 1,11, 2,81)] e o nível de escolaridade (ensino informal [AOR = 3,05 (IC 95% 1,72, 5,42)], ensino básico [AOR = 5,38 (IC 95% 2,62, 11.06)], ensino secundário [AOR = 9,51 (IC 95% 4,24, 21,32)] e certificado e superior [AOR = 6,00 (IC 95% 1,58, 22,78)]) foram factores significativamente associados à prática de manuseamento e armazenamento de pesticidas (40).
Num estudo realizado na aldeia do sudoeste, os inquiridos conhecem os nomes dos pesticidas (AOR, 0,41; IC95%, 0,25-0,67), os métodos de controlo de pragas e a utilização de luvas durante a exposição a pesticidas (AOR, 1,52; IC95%, 1,07-2,16) foram considerados indicadores independentes das atitudes dos agricultores em relação à utilização segura de pesticidas. A exposição anterior a pesticidas foi referida por 89,6% dos agricultores. Os participantes referiram a ingestão (88,9%) e a inalação (90,4%) como possíveis mecanismos de exposição a pesticidas. Cerca de 42% dos agricultores nunca tinham utilizado qualquer equipamento de proteção individual (EPI) para se protegerem da exposição a pesticidas. Os agricultores referiram várias complicações de saúde, que foram consideradas como complicações da exposição a pesticidas, incluindo: dores de cabeça, náuseas e vómitos, erupções cutâneas e irritação e dores abdominais (41).
Um estudo realizado no Egito mostra que a exposição dos agricultores a resíduos dos pesticidas clorpirifos, cipermetrina e lambda-cialetrina na água de lavagem dos pés, das mãos e do rosto revelou que a lavagem dos pés apresentava níveis e frequências residuais mais elevados (11-131 μg, 80-100%) destes pesticidas, enquanto a do rosto (<4,5 ng-125 gg, 0-100%) e a das mãos (1,3-78 gg, 80-100) (42).
Um estudo efectuado em Kelantan, na Malásia, revelou que cerca de 85,4% dos inquiridos eram do sexo masculino, com uma média de idades de 48 anos, e 66% deles tinham concluído o ensino secundário. Os inquiridos queixavam-se de ter tido sintomas como transpiração excessiva (34,7%), visão turva (27,1%) e dormência nas pernas (22,9%). Cerca de 63% dos agricultores armazenaram os

frascos de pesticidas num local designado, enquanto 62% usaram equipamento de proteção individual durante a pulverização de pesticidas. Cerca de 61,1% dos inquiridos tinham conhecimentos moderados sobre os pesticidas utilizados, 56,3% revelaram uma atitude não preocupante em relação à utilização dos pesticidas e 21,5% indicaram boas práticas no manuseamento dos pesticidas. Foi observada uma correlação significativa entre a atitude e os conhecimentos e práticas ($p<0,05$) (43).
Um estudo realizado na Tanzânia mostra que mais de metade das empresas participantes (58,6%) eram não registadas. A maior parte dos agentes à venda em Arusha e Arumeru eram produtos perigosos, incluindo produtos da classe I e II da OMS (61,7%), e o número médio de agentes inibidores da colinesterase era de 5,8 (intervalo de 2-8). As principais deficiências encontradas incluíam pessoal semi-formado (52%), falta de kits de primeiros socorros (38,6%), reembalagem e decantação de pesticidas em recipientes mais pequenos e não rotulados (25,3%), falta de equipamento de combate a incêndios (22,6%) e distribuição de produtos não registados (9,3%). Em comparação com as empresas não registadas, as empresas registadas tinham mais probabilidades de declarar que praticavam a eliminação segura dos recipientes (40% versus 19%; $p = 0,06$) e que não tinham recipientes com fugas (36% versus 15%; $p = 0,04$) (44).
Um estudo mostra que os pesticidas sintéticos são amplamente utilizados na agricultura para controlar pragas nocivas e evitar perdas de rendimento das culturas ou danos nos produtos. Devido à sua elevada atividade biológica e, em certos casos, à sua longa persistência no ambiente, os pesticidas podem causar efeitos indesejáveis na saúde humana e no ambiente. Os agricultores estão habitualmente expostos a níveis elevados de pesticidas, normalmente muito superiores aos dos consumidores. A exposição dos agricultores ocorre principalmente durante a preparação e aplicação das soluções de pulverização de pesticidas e durante a limpeza do equipamento de pulverização. Os agricultores que misturam, carregam e pulverizam pesticidas podem ser expostos a estes produtos químicos devido a derrames e salpicos, ao contacto direto com a pulverização em resultado de equipamento de proteção defeituoso ou em falta, ou mesmo à deriva. No entanto, os agricultores podem também estar expostos a pesticidas mesmo quando realizam actividades não diretamente relacionadas com a utilização de pesticidas. Os agricultores que realizam trabalhos manuais em zonas tratadas com pesticidas podem ser expostos de forma significativa à pulverização direta, à deriva de campos vizinhos ou ao contacto com resíduos de pesticidas na cultura ou no solo. Este tipo de exposição é frequentemente subestimado. As vias de entrada dérmica e por inalação são, normalmente, as

vias mais comuns de exposição dos agricultores aos pesticidas. A exposição dérmica durante o manuseamento habitual de pesticidas ocorre em zonas do corpo que permanecem descobertas pelo vestuário de proteção, como o rosto e as mãos. A exposição dos agricultores aos pesticidas pode ser reduzida através de uma menor utilização de pesticidas e da utilização correta do tipo adequado de equipamento de proteção individual em todas as fases do manuseamento dos pesticidas (45).

O estudo mostra que a prática segura de utilização de pesticidas foi observada em 193 (35,2%). Os participantes que tinham o ensino primário [AOR = 5,605, 95% CI: 3,309, 9,495], o ensino secundário e superior [AOR = 9,847, 95% CI: 5,007, 19,368], utilizaram pesticidas durante 10 anos ou mais [AOR = 6,790, 95% CI: 3,589, 12.843], utilização de pesticidas entre 6 e 10 anos [AOR = 1,913, IC 95%: 1,166, 3,141], pesticidas comprados em qualquer loja [AOR = 2,320, IC 95%: 1,364, 3,947], serviços agrícolas [AOR = 7,187, IC 95%: 3,654, 14,137] foram associados à utilização segura de pesticidas. A prática segura da utilização de pesticidas foi baixa na área de estudo. Devem ser implementados programas de formação contínua sobre a prática segura da utilização de pesticidas para os agricultores locais (46).

Um estudo realizado no Kuwait com um total de 250 agricultores participou neste estudo através de entrevistas aprofundadas e observações nas explorações agrícolas. A maioria dos agricultores reconheceu que os pesticidas são prejudiciais para a sua saúde (71%) e para o ambiente (65%). No entanto, o nível de conhecimentos dos agricultores sobre a segurança dos pesticidas é insuficiente. Mais de 70% dos agricultores não leram nem seguiram as instruções dos rótulos dos pesticidas e 58% não utilizaram qualquer equipamento de proteção individual (EPI) quando manusearam pesticidas. Os agricultores com formação académica tinham uma probabilidade significativamente maior de utilizar EPI em comparação com os agricultores com educação formal limitada ($\chi^2 = 9.89, p < 0.05$). O armazenamento de pesticidas nas áreas de moradia foi relatado por 20% dos agricultores. Ao eliminar os resíduos de pesticidas, os inquiridos adoptaram práticas pouco seguras, tais como deitar fora, incinerar ou enterrar as embalagens vazias de pesticidas na exploração agrícola, ou reutilizar as embalagens. Os agricultores também declararam eliminar restos de soluções de pesticidas ou stocks antigos de pesticidas na exploração ou no esgoto. Um número significativo (82%) de agricultores referiu pelo menos um sintoma de intoxicação aguda por pesticidas. Embora os agricultores tivessem um conhecimento elevado dos perigos dos pesticidas, as medidas de segurança adoptadas eram insuficientes. São necessárias medidas de intervenção abrangentes para reduzir os riscos dos

pesticidas para a saúde e o ambiente, incluindo programas de formação sobre segurança dos pesticidas para os agricultores, uma aplicação rigorosa da legislação sobre pesticidas e a promoção da gestão integrada das pragas e de métodos não sintéticos de controlo das pragas (47).
Um estudo realizado na Etiópia mostra que pulverizadores de pesticidas de cinco explorações agrícolas estatais participaram num estudo que avaliou os seus conhecimentos, atitudes e práticas de utilização de pesticidas nas explorações agrícolas. As caraterísticas demográficas dos pulverizadores mostraram que a maioria deles tinha o ensino primário. A duração do trabalho como pulverizadores nas explorações agrícolas variou entre 1 mês e aproximadamente 10 anos, tendo 59% deles trabalhado como pulverizadores durante menos de 5 anos. Os seus conhecimentos sobre os perigos dos pesticidas foram indicados pelas respostas que deram ao questionário padrão. O trabalho cuidadoso foi considerado muito importante por 93% deles, enquanto apenas 7% sugeriram a utilização de dispositivos de proteção individual (DPP). Nalgumas explorações agrícolas, os pulverizadores dispunham de DPP inadequados/inadequados e gastos; 18% dos pulverizadores tinham óculos de proteção inadequados e 29% usavam luvas gastas. Para minimizar os riscos da aplicação de pesticidas, 63% sugeriram que se evitassem as aplicações durante o tempo ventoso e ensolarado, 32% sugeriram o fornecimento e a utilização correta de PPD, enquanto apenas 3% consideraram que os exames médicos e a formação eram importantes e 2% sugeriram que os riscos da pulverização eram mais bem controlados se deixassem o seu trabalho. As práticas de higiene e saneamento dos pulverizadores precisam de ser muito melhoradas. É necessária uma mudança de atitude, juntamente com a disponibilização de melhores instalações e infra-estruturas (48).
Um estudo mostra que os agricultores aplicam pesticidas em violação das recomendações: utilizam instalações de armazenamento inseguras, ignoram os riscos e as instruções de segurança, não utilizam dispositivos de proteção quando aplicam pesticidas e eliminam os recipientes de forma insegura. Ao aplicar uma abordagem de prática social, mostramos que estas práticas de manuseamento de pesticidas são orientadas pela combinação do sistema de abastecimento, do estilo de vida dos agricultores e do contexto quotidiano em que os pesticidas são comprados e utilizados. A entrada de novos actores, como as autoridades ambientais, os fornecedores, as ONG e os actores privados, bem como as inovações sociais e tecnológicas, podem contribuir para alterar o desempenho real destas práticas de compra e utilização de pesticidas (49).
Uma síntese dos estudos revistos revelou provas de riscos para a saúde devido à exposição profissional a pesticidas, à poluição das águas superficiais com

pesticidas que podem causar riscos crónicos para a saúde pública, provas de contaminação do ambiente por pesticidas (por exemplo, organismos do solo, peixes, colónias de abelhas e vida selvagem) e riscos para os consumidores locais e internacionais devido à presença de resíduos de pesticidas em produtos alimentares. Além disso, têm sido frequentes os relatos de riscos para a saúde e para o ambiente associados às explorações de flores de corte. Há também provas da utilização direta de DDT (diclorodifeniltricloroetano) em culturas alimentares e da deteção de resíduos de DDT nas águas superficiais, no solo e no leite materno humano. Estes riscos notificados podem dever-se à falta de conhecimentos dos trabalhadores agrícolas, à negligência dos proprietários das explorações, à ausência de sistemas de monitorização pós-registo e à má aplicação da regulamentação nacional e internacional na Etiópia devido à fraca capacidade institucional (50).

Participaram num estudo 150 agricultores que cultivavam arroz (n=83) ou legumes/frutos (n=67). Para os agricultores que referiram ter utilizado um pesticida específico, os níveis urinários do metabolito do pesticida após a pulverização foram superiores aos níveis pré-pulverização para o clorpirifos (p, 0,001). Os agricultores que apresentavam um nível elevado/muito elevado de metabolitos urinários estavam mais expostos na cabeça ou na cara (p=0,03). A mediana da intensidade de exposição a pesticidas na EFS foi mais elevada para os produtores de arroz do que para os produtores de legumes/frutos (p<0,01). 32,7% dos produtores referiram, pelo menos uma vez, um sintoma de saúde que ocorreu nas 48 horas seguintes à pulverização na semana de pulverização. Os sintomas foram mais comuns entre os produtores de arroz (p=0,04) e os sintomas mais comuns foram a sensação de cansaço invulgar, referida por 16% dos produtores, seguida da sensação de suor, calafrios e febre (13,3%) e de dores de cabeça (13%). 18,7% dos agricultores foram identificados como tendo um fator de pirexia que ocorreu nas 48 horas seguintes à pulverização. Os agricultores que usaram protecções faciais tiveram um risco aumentado de ter o fator pirexia (OR 2,9; 95% CI: 1,01, 8,71) e os agricultores que usaram botas quimicamente resistentes tiveram um risco reduzido de ter o fator pirexia (OR 0,23; 95% CI: 0,08, 0,70).Os agricultores que pulverizavam menos de 1 dia por semana tinham um risco 5 vezes maior (OR=5,22;IC95%: 1,69, 17,22) de ter saúde média/ruim e os agricultores que tiveram um incidente durante o uso de pesticidas tinham um risco maior de ter pressão alta (OR=4,06;IC95%:1,21,11,66) e sintomas de Parkinsonismo/neurologia. (OR=4,48; IC95%: 1,46, 10,94), respetivamente (51).

As práticas de manuseamento de pesticidas na agricultura foram objeto de um inquérito em 1991-1993 na Tanzânia, para identificar as práticas perigosas e as explorações agrícolas onde estas ocorriam. O estudo envolveu 23 explorações de café, com 246 pessoas expostas a práticas perigosas, e quatro explorações de algodão, com 45 pessoas expostas. Um formulário de observação abordava a localização de locais importantes no que diz respeito à pulverização de pesticidas, armazenamento, eliminação e equipamento; proteção pessoal; e higiene. Foram utilizadas mais formulações de pesticidas no café do que no algodão e por explorações individuais em vez de cooperativas. As explorações de café tinham mais frequentemente recipientes de pesticidas sem rótulos e instruções de mistura em falta, enquanto os pesticidas para o algodão eram armazenados nos quartos, perto de alimentos e de fogos abertos, e os restos de pesticidas estavam frequentemente presentes. As práticas perigosas eram mais pronunciadas nas explorações individuais do que nas cooperativas, com diferenças significativas nas áreas de armazenamento de pesticidas, bem como nos recipientes não rotulados e não originais. O estudo demonstrou a necessidade de formar os agricultores em matéria de segurança dos pesticidas, reforçar os serviços de aconselhamento e regulamentação e alargar a proteção às famílias dos trabalhadores agrícolas (52).

A revisão encontrou provas substanciais de que a exposição aos pesticidas está associada a uma série de resultados negativos para a saúde nos países de baixa e média renda, incluindo envenenamento agudo, efeitos crónicos para a saúde e problemas de desenvolvimento/reprodução. Os principais efeitos para a saúde associados à exposição a pesticidas incluem impactos neurológicos, cancro, problemas respiratórios e desregulação endócrina. A revisão salientou que a utilização excessiva de pesticidas e as práticas de manuseamento pouco seguras são os principais factores que contribuem para estes riscos para a saúde em muitas comunidades agrícolas dos PBMR (53).

Este estudo investigou os conhecimentos, as atitudes e as práticas relativas à utilização de EPI entre os produtores de arroz na Tailândia. Os resultados mostraram que, embora a maioria dos agricultores tivesse alguns conhecimentos básicos sobre os riscos dos pesticidas para a saúde, a sua utilização efectiva de EPI era bastante reduzida. As principais barreiras à utilização de EPI incluíam o custo, a disponibilidade, preocupações com o conforto/prática e a falta de compreensão sobre a importância da utilização consistente de EPI. Os autores concluíram que são necessárias intervenções educativas e um melhor acesso a EPI a preços acessíveis para promover práticas mais seguras de manuseamento de pesticidas entre esta população agrícola (54).

CAPÍTULO 3

Justificação do estudo

v Identifica claramente o foco do estudo como sendo o conhecimento, a atitude e as práticas de segurança relacionadas com os efeitos dos pesticidas entre os trabalhadores agrícolas de flores.

v O estudo é efectuado especificamente na cidade de Zeway (Batu), região de Oromia, Etiópia, que fornece o contexto geográfico.

v O ano de 2024 indica o período de tempo em que o estudo foi efectuado, fornecendo o contexto temporal.

v É importante estudar os conhecimentos, as atitudes e as práticas de segurança dos efeitos dos pesticidas entre os trabalhadores agrícolas do sector das flores, uma vez que estes estão diretamente expostos a estes produtos químicos perigosos e podem enfrentar riscos significativos para a saúde e a segurança.

v Os resultados deste estudo podem servir de base a intervenções e políticas destinadas a melhorar o bem-estar destes trabalhadores e a promover práticas mais seguras de gestão dos pesticidas na indústria da floricultura.

CAPÍTULO 4

Importância do estudo

v Os resultados podem servir de base para o desenvolvimento de intervenções específicas e programas de formação para melhorar a proteção dos trabalhadores e promover práticas mais seguras de manuseamento de pesticidas.

v Ao examinar as práticas de segurança dos trabalhadores das explorações florícolas, o estudo pode fornecer informações sobre o impacto ambiental da gestão dos pesticidas no sector.

v As conclusões do estudo podem informar o desenvolvimento de políticas, regulamentos e diretrizes relevantes para a utilização de pesticidas e a proteção dos trabalhadores na indústria da floricultura.

v O estudo alargará a compreensão dos desafios em matéria de saúde e segurança no trabalho específicos do sector da floricultura na região de Oromia, na Etiópia.

v Os conhecimentos adquiridos podem ser utilizados para desenvolver programas de formação e materiais didácticos para melhorar os conhecimentos e as práticas de segurança dos trabalhadores das explorações florestais, melhorando, em última análise, o seu bem-estar e produtividade globais.

CAPÍTULO 5

objetivo do estudo

5.1 Objetivo geral

v O objetivo geral deste estudo é examinar os conhecimentos, as atitudes e as práticas de segurança dos **efeitos** dos pesticidas entre os trabalhadores agrícolas do sector das flores de Zeway (Batu), cidade de East shewa, região de Oromia, Etiópia, 2024.

5.2 Objectivos específicos

v Avaliar o nível de conhecimentos dos trabalhadores agrícolas do sector das flores na cidade de Zeway (Batu), East shewa, região de Oromia, Etiópia, 2024.

v Investigar as atitudes dos trabalhadores das explorações agrícolas de flores na cidade de Zeway (Batu), East shewa, região de Oromia, Etiópia, 2024.

v Avaliar as práticas dos trabalhadores agrícolas do sector das flores na cidade de Zeway (Batu), East shewa, região de Oromia, Etiópia, 2024.

v Identificar os factores associados ao CAP dos trabalhadores agrícolas de flores na cidade de Zeway (Batu), East shewa, região de Oromia, Etiópia, 2024.

v Examinar a correlação entre os níveis de CAP dos trabalhadores agrícolas do sector das flores e a prevalência da exposição a pesticidas e os resultados em termos de saúde, na cidade de Zeway (Batu), East shewa, Região de Oromia, Etiópia, 2024.

CAPÍTULO 6

Métodos

6.1 Área de estudo

A área de estudo em torno da cidade de Zeway (Batu), anteriormente conhecida como cidade de Zeway, está localizada na região de Oromia, na Etiópia. Situada a uma altitude média de 1657 metros acima do nível do mar, a cidade de Zeway (Batu) está localizada nas coordenadas 7°56' N e 38°42' E, cerca de 165 km a sul de Adis Abeba (39). Zeway (Batu) recebe uma precipitação anual entre 700 - 800 mm e regista temperaturas que variam entre 15-29 °C anualmente (55).

O estudo realizado na zona da cidade de Zeway (Batu) centrou-se na avaliação dos conhecimentos, atitudes e práticas de segurança relacionadas com os efeitos dos pesticidas entre os trabalhadores das explorações floricolas. A investigação visava explorar os níveis de compreensão, percepções e comportamentos dos trabalhadores relativamente aos riscos profissionais associados à utilização de pesticidas nas explorações de flores (56). Além disso, a utilização regular de equipamento de proteção individual (EPI) e a disponibilidade de EPI adequados foram factores cruciais que afectaram as práticas de segurança entre os trabalhadores. Recomendou-se que os empregadores dessem prioridade aos níveis de educação e à experiência profissional dos trabalhadores aquando da implementação de programas de saúde e segurança no local de trabalho. A disponibilização de EPI adequados e a garantia de instruções claras sobre a sua utilização, bem como a facilitação da comunicação sobre segurança nas línguas locais nos locais de trabalho, foram salientadas como medidas essenciais para melhorar as práticas de segurança entre os trabalhadores das explorações florestais na zona da cidade de Zeway (Batu) (57) .

6.2 Período de estudo

O estudo foi realizado de abril a maio de 2024.

6.3 Conceção do estudo

Foi realizado um estudo transversal de base profissional.

6.4 População

6.4.1. População de origem

A população de origem do estudo foi constituída por todas as explorações de flores da cidade de Zeway (Batu) que estão diretamente em contacto com pesticidas.

6.4.2. População do estudo

As populações de estudo foram todas selecionadas Trabalhadores agrícolas de flores em Zeway (Batu) durante o período de estudo.

6.5 Critérios de inclusão e exclusão

6.5.1 Critérios de inclusão

O estudo incluirá todos os trabalhadores envolvidos ou afectados ao manuseamento de pesticidas e grupos de gestão de três agricultores e gestores de três explorações agrícolas selecionadas.

6.5.2 Critérios de exclusão

Este estudo não incluirá outros trabalhadores de explorações florestais não afectados ou diretamente a trabalhar no manuseamento de pesticidas e actividades conexas.

6.6 Dimensão da amostra e técnica de amostragem

6.6.1 Determinação da dimensão da amostra

A dimensão da amostra calculada foi de 359 trabalhadores agrícolas do sector das flores, utilizando a seguinte fórmula n = N / (1 + N (eЛ2))

6.6.2. Processo de amostragem

Foi utilizado um método de amostragem intencional para selecionar 3 das 7 explorações de flores situadas em Zeway (Batu). Estas 3 explorações floricolas foram escolhidas com base no seu envolvimento em actividades relacionadas com pesticidas, tais como ter trabalhadores envolvidos no manuseamento, pulverização, irrigação e armazenamento de pesticidas. Cada uma das 3 explorações floricolas contribuiu com 33% da dimensão total da amostra. Em cada uma das 3 explorações florícolas, os investigadores selecionaram propositadamente participantes das seguintes categorias profissionais envolvidas em trabalhos relacionados com pesticidas: apanhadores de pesticidas, pulverizadores de pesticidas, trabalhadores da irrigação, trabalhadores do armazenamento de pesticidas e especialistas em explorações florícolas. Esta seleção intencional garantiu que a amostra representasse os diversos papéis e responsabilidades dos trabalhadores relacionados com os pesticidas na indústria da floricultura.

6.7 Variáveis do estudo

6.7.1 Variável dependente

v CAP da utilização de pesticidas.

6.7.2 Variável independente

v Caraterísticas sócio-demográficas: - idade, sexo, estado civil, habilitações literárias, experiência de serviço,

6.8 . Métodos de recolha de dados

Os dados foram recolhidos face a face, utilizando um questionário estruturado adotado de um estudo anterior realizado sobre este tema, com ligeiras alterações. As perguntas foram preparadas num software de recolha de dados (kobo collect toolbox). Os responsáveis pela recolha de dados receberam formação sobre o processo de recolha de dados e foram dadas palestras sobre os objectivos do estudo. O questionário foi preparado em inglês e, em seguida, foi traduzido para as línguas afaan oromo e amárico e retrotraduzido para inglês, a fim de manter a coerência do conteúdo do instrumento, recorrendo a peritos linguísticos.

6.9 . Controlo da qualidade dos dados

O questionário será pré-testado noutros locais, com 5% da dimensão real da amostra, para garantir a validade do questionário antes do início do estudo propriamente dito. Foi realizado uma semana antes do dia da recolha de dados propriamente dita e os instrumentos de estudo serão revistos e avaliados.

Antes da divulgação dos questionários, o supervisor e os responsáveis pela recolha de dados receberam uma formação de um dia sobre metodologia de investigação, técnica de recolha de dados e questões éticas. Todos os dias, cada questionário preenchido será verificado quanto à sua exaustividade e o processo global de recolha de dados será controlado pelo investigador principal (IP).

6.10 . Tratamento, análise e apresentação dos dados

A versão Excel dos dados recolhidos através do questionário estruturado foi descarregada do servidor kobo tool box. De seguida, foi importada para o software SPSS versão 26 para análise. Foi efectuada uma análise descritiva e os resultados foram apresentados em tabelas e figuras. A análise bi-variável foi executada usando regressão logística para identificar variáveis para análise multivariável. As variáveis com valor de $p < 0,05$ na regressão logística bivariável foram consideradas como candidatas à regressão logística multivariável. A regressão logística multivariável foi efectuada utilizando o método step wise para identificar factores independentemente associados à variável dependente (ou seja, CAP). A análise multivariada foi utilizada para ajustar os efeitos de potenciais variáveis de confusão e para nos mostrar o efeito independente de cada variável independente.

variável. A força da associação foi medida utilizando o odds ratio e o intervalo de confiança de 95%, e o valor de $P < 0,05$ foi considerado estatisticamente significativo.

6.11 . Considerações éticas

A autorização ética será solicitada ao comité de análise ética do departamento de saúde pública da escola de estudos pós-graduados da select collage. Será enviada uma carta oficial a todas as explorações de flores do estudo na cidade de Zeway (Batu). Será redigida uma carta de cooperação da Autoridade Agrícola da Etiópia para as explorações de flores que se encontram em Zeway (Batu) e, em seguida, para as empresas dos organismos envolvidos.

Em seguida, os inquiridos dos trabalhadores agrícolas também serão contactados através do gestor das organizações agrícolas de floricultura. Será pedido o consentimento verbal aos participantes no estudo. Os dados serão recolhidos após o seu consentimento total com acordos de confidencialidade.

6.12 . Divulgação do plano de resultados

Os resultados desta investigação serão submetidos à escola de estudos pós-graduados do departamento de saúde pública e serão apresentados durante a defesa simulada e a defesa final para o cumprimento parcial do grau de Mestre em Saúde Pública. Posteriormente, procurar-se-á apresentar os resultados em diferentes reuniões de avaliação, seminários e workshops; além disso, procurar-se-á publicar em revistas científicas.

6.13 . Limitações do estudo

Este estudo tem alguns inconvenientes, nomeadamente o facto de o nome de cada pesticida utilizado não ter sido documentado devido a questões de segurança.

O tamanho da amostra também era demasiado pequeno, uma vez que a área de estudo era um centro de negócios e não podíamos incorporar um grande número de pessoas.

Além disso, o estudo atual não examinou os problemas de saúde relacionados com os pesticidas.

6.14 . Definição operacional

Conhecimentos: Para avaliar o nível de conhecimentos, foram apresentadas listas pormenorizadas de perguntas sobre conhecimentos (7 itens, tais como o conhecimento dos pesticidas pelo nome, ler e compreender os rótulos dos pesticidas, o impacto dos pesticidas no ambiente, os problemas de saúde causados pelos pesticidas, o tipo de problema de saúde devido à exposição aos pesticidas, as vias de exposição dos pesticidas no corpo, o local onde existem resíduos de pesticidas). As respostas às perguntas foram codificadas de modo a que as respostas corretas (Sim) pontuassem 1 e (Não) 0, sendo depois categorizadas em conhecimentos fracos e bons pela sua pontuação média.

Atitudes: a atitude em relação à utilização de pesticidas foi avaliada utilizando uma escala de Likert de 7 itens e 5 intervalos (discordo totalmente = 1, discordo = 2, neutro = 3, concordo = 4 e concordo totalmente = 5). Os 7 itens eram os seguintes (i) Todos os pesticidas têm o mesmo problema de saúde, (ii) a utilização de pesticidas deve ser desencorajada, (iii) o nosso corpo tem resistência aos pesticidas, (iv) a utilização de EPI evita a exposição aos pesticidas, (v) o desejo de usar e investir em EPI, (vi) o bom manuseamento dos pesticidas reduz o problema de saúde causado pelos pesticidas e (vii) a exposição aos pesticidas é um problema de saúde foram os 7 itens. Por último, as questões relacionadas com a atitude foram classificadas em duas categorias: "Concordo" e "Discordo".

Prática: avaliar a prática através do cálculo da questão relacionada com a prática e da média, classificando-nos em boas e más práticas.

Efeito dos pesticidas: Os impactos negativos da exposição aos pesticidas na saúde e no bem-estar dos trabalhadores das explorações florestais, incluindo sintomas respiratórios, neurológicos e dérmicos, bem como potenciais efeitos a longo prazo na saúde(16).

Trabalhadores das quintas de flores: Os indivíduos empregados nas quintas de flores de Zeway, na Etiópia, que estão expostos a pesticidas durante as suas actividades laborais diárias(9).

CAPÍTULO 7

Resultados e discussão

7.1.caraterísticas sociodemográficas dos inquiridos

Em termos de idade, a amostra é constituída por 350 indivíduos. Cerca de 54% (N=189) dos participantes têm idade igual ou inferior a 20 anos, enquanto os restantes 46% (N=161) têm idade superior a 20 anos. Relativamente à distribuição por sexo, a maioria dos participantes é do sexo feminino, representando 74,3% (N=260) da amostra, enquanto o sexo masculino representa 25,7% (N=90). A residência dos participantes também é notória, sendo que 42,6% (N=149) residem em zonas urbanas e 54,4% (N=201) residem em zonas rurais.

Em termos de estado civil, 61,7% (N=216) dos participantes são solteiros, enquanto 38,3% (N=134) são casados. No que respeita ao nível de escolaridade, a maioria dos participantes, 76,6% (N=268), tem formação académica, enquanto 23,4% (N=82) não tem formação académica. O rendimento mensal dos participantes é classificado em diferentes intervalos. Aproximadamente 18,3% (N=67) têm um rendimento mensal inferior a 1250, 27,7% (N=97) situam-se no intervalo de 1251-1400, 17,1% (N=60) situam-se no intervalo de 1401-1500 e os restantes 36,9% (N=129) têm um rendimento superior a 1500. Para mais pormenores, ver quadro 1 abaixo.

Quadro 1: Variáveis sócio-demográficas dos inquiridos (N=350) em Batu Town, East showa, Oromia, Etiópia, 2024.

CARACTERÍSTICAS	CATEGORIA	FREQUÊNCIA N = (350)	(%)
Idade em anos	Menor e igual a 20	189	54.0
	Mais de 20	161	46.0
Sexo	Masculino	90	25.7
	Feminino	260	74.3
Residência	Urbano	149	42.6
	Rural	201	54.4
Estado civil	Solteiro	216	61.7
	Casado	134	38.3
Nível de educação	Sem instrução	82	23.4
	Educado	268	76.6
Rendimento mensal	Menos de 1250	67	18.3
	1251-1400	97	27.7
	1401-1500	60	17.1
	Acima de 1500	129	36.9
Anos de serviço	Menos de 2 anos	230	65.7
	Mais de 2 anos	120	34.3

7.2.Conhecimentos dos inquiridos sobre a utilização segura de pesticidas

Foram avaliados os níveis gerais de conhecimento dos inquiridos. Aproximadamente 40,6% (N=142) foram classificados como tendo um bom conhecimento dos pesticidas, enquanto 59,4% (N=208) foram classificados como tendo um conhecimento fraco. Relativamente ao conhecimento do nome dos pesticidas, apenas 13,7% (N=48) dos participantes indicaram que conhecem os pesticidas pelo nome, enquanto a maioria, 86,3% (N=302), não conhece. No que diz respeito à leitura e compreensão dos rótulos dos pesticidas, apenas 20,0% (N=70) dos inquiridos indicaram que conseguem ler e compreender os rótulos dos pesticidas, enquanto 80,0% (N=280) não conseguem.

O quadro também mostra o conhecimento dos inquiridos sobre o impacto dos pesticidas no ambiente. Cerca de 53,1% (N=186) reconheceram que os pesticidas têm um impacto no ambiente, enquanto 46,9% (N=164) afirmaram o contrário. Em termos de conhecimentos sobre os problemas de saúde relacionados com os pesticidas, uma maioria significativa de 78,0% (N=273) respondeu afirmativamente, indicando que estão conscientes dos problemas de saúde relacionados com a exposição aos pesticidas.

Por outro lado, 22,0% (N=77) referiram não ter conhecimento de problemas de saúde relacionados com os pesticidas. O quadro discrimina ainda os problemas de saúde específicos associados à exposição a pesticidas. O problema de saúde mais frequentemente reconhecido foram os problemas de pele, identificados por 58,4% (N=205) dos inquiridos. Outros problemas de saúde mencionados incluem problemas respiratórios (47,6%), problemas neurológicos (41,3%), problemas gastrointestinais (20,3%) e até mesmo a morte (3,7%). Em termos de conhecimento das medidas adequadas a tomar após a exposição a pesticidas, 78,3% (N=274) dos inquiridos indicaram que iriam a um posto de saúde. Os restantes 21,7% (N=76) referiram outras acções.

No que diz respeito ao conhecimento das vias de exposição aos pesticidas, uma maioria de 82,0% (N=287) referiu conhecer essas vias, enquanto 18,0% (N=63) indicaram desconhecimento. As vias de exposição a pesticidas mais reconhecidas e mencionadas foram a pele (54,7%) e a ingestão (51,9%). Outras vias mencionadas foram a exposição ocular (17,1%), a inalação (10,3%) e a exposição auricular (0,9%). O quadro também fornece informações sobre as áreas potenciais onde pode ocorrer a exposição a pesticidas. Os inquiridos identificaram a água (29,4%), o ar (22,9%), o solo (17,0%) e os seres vivos (30,5%) como possíveis locais de exposição a pesticidas.

Quadro 2: Conhecimentos dos inquiridos sobre a utilização segura de pesticidas (N=350) em Batu Town, East showa, Oromia, Etiópia, 2024.

CARACTERÍSTICAS	CATEGORIA	FREQUÊNCIA N = (350)	(%)

Conhecer os pesticidas pelo nome	Sim	48	13.7
	Não	302	86.3
Ler e compreender os rótulos dos pesticidas	Sim	70	20.0
	Não	280	80.0
O pesticida tem um impacto no o ambiente?	Sim	186	53.1
	Não	164	46.9
Conhece os problemas de saúde relacionados com os pesticidas?	Sim	273	78.0
	Não	77	22.0
Problemas de saúde relacionados com a exposição a pesticidas	Problema de pele	205	58.4
	Problema respiratório	167	47.6
	Problema neurológico	145	41.3
	Gastro intestinal problema	80	20.3
	Morte	14	3.7
Sabe quais as medidas a tomar após a exposição a pesticidas?	Ir ao centro de saúde	274	78.3
	Outros*	76	21.7
Conhece as vias de exposição aos pesticidas?	Sim	287	82.0
	Não	63	18.0
Vias de exposição aos pesticidas	Pele	192	54.7
	Ingestão	182	51.9
	Olho	60	17.1
	Inalação	36	10.3
	Orelha	3	0.9
	Outros	12	3.4
Onde é que os pesticidas exposições podem existir?	Água	128	29.4
	Ar	100	22.9
	Solo	74	17
	Seres vivos	133	30.5
Conhecimento geral	Bom	142	40.6
	Pobres	208	59.4

7.3.A atitude dos trabalhadores relativamente à utilização segura de pesticidas

Quanto à atitude global em relação aos pesticidas, 53,1% (N=186) dos inquiridos tinham uma atitude positiva, enquanto 46,9% (N=164) tinham uma atitude negativa. Quando questionados sobre se todos os pesticidas têm os mesmos problemas de saúde, uma maioria de 69,7% (N=219) discordou desta afirmação, enquanto 29,7% (N=94) concordaram em certa medida.

Relativamente à questão de saber se a utilização de pesticidas deve ser desencorajada, 70,0% (N=245) discordaram ou discordaram fortemente desta ideia, enquanto 30,0% (N=105) concordaram ou concordaram fortemente. Quanto ao facto de os inquiridos acreditarem que os seus corpos têm resistência aos pesticidas, 70,0% (N=245) discordaram ou discordaram fortemente, enquanto 30,0% (N=105) concordaram ou concordaram fortemente.

No que diz respeito à crença de que o equipamento de proteção individual (EPI) pode evitar a exposição a pesticidas, a maioria 76,6% (N=272) discordou ou discordou fortemente, enquanto apenas 22,2% (N=79) concordou ou concordou fortemente. Relativamente à importância de usar e investir em EPI, 76,5% (N=268) concordaram ou concordaram fortemente que é importante, enquanto 23,5% (N=82) discordaram ou discordaram fortemente. Quanto ao facto de um bom manuseamento dos pesticidas poder reduzir os problemas de saúde, 67,1% (N=235) concordaram ou concordaram fortemente, enquanto 32,9% (N=115) discordaram ou discordaram fortemente. Por último, quando se perguntou se a exposição aos pesticidas não causa problemas de saúde, 54,6% (N=190) discordaram ou discordaram fortemente, enquanto 40,6% (N=142) concordaram ou concordaram fortemente.

Em resumo, as atitudes dos inquiridos em relação aos pesticidas variaram. Embora a maioria tivesse uma atitude global positiva, havia opiniões mistas relativamente a atitudes específicas. A maioria discordou da ideia de que todos os pesticidas têm os mesmos problemas de saúde e considera que a utilização de pesticidas não deve ser desencorajada. No entanto, houve desacordo quanto à eficácia do equipamento de proteção individual na prevenção da exposição. Uma proporção significativa concordou com a importância de usar e investir em EPI, bem como com a crença de que um bom manuseamento dos pesticidas pode reduzir os problemas de saúde. Além disso, registaram-se opiniões divergentes quanto ao facto de a exposição aos pesticidas causar ou não problemas de saúde. De um modo geral, estes resultados realçam a diversidade de atitudes entre os inquiridos e sugerem a necessidade de uma maior exploração e educação relativamente a questões relacionadas com os pesticidas. Para mais pormenores, ver quadro 3 abaixo.

Quadro 3: A atitude dos trabalhadores relativamente à utilização segura de pesticidas (N=350) em Batu Town, East showa, Oromia, Etiópia, 2024.

CARACTERÍSTICAS	CATEGORIA	FREQUÊNCIA	(%)
Acha que todos os pesticidas têm os mesmos problemas de saúde?	Concordo plenamente	35	10.0
	Concordar	69	19.7
	Não concordo	219	6.6
	Discordo totalmente	27	7.7
Considera que a utilização	Concordo plenamente	28	8.0

de pesticidas deve ser desanimado?	Concordar	77	22.0
	Não concordo	182	52.0
	Discordo totalmente	63	18.0
Achas que o nosso corpo tem resistênciaa pesticida?	Concordo plenamente	28	8.0
	Concordo	77	22.0
	Não concordo	182	52.0
	Discordo totalmente	63	18
Acha que a utilização de EPI previne pesticidas exposição?	Concordo plenamente	25	7.1
	Concordar	53	15.1
	Não concordo	204	58.3
	Discordo totalmente	68	19.4
Considera que é importante usar e investir em EPI?	Concordo plenamente	103	29.4
	Concordo	165	47.1
	Não concordo	43	12.3
	Discordo totalmente	39	11.1
Considera que um bom manuseamento de pesticidas manuseamento reduzir a saúde problemas pesticida?	Concordo plenamente	133	38.0
	Concordar	102	29.1
	Não concordo	84	24.0
	Discordo totalmente	31	8.9
Considera que a exposição a pesticidas não causa problemas de saúde?	Concordo plenamente	69	19.7
	Concordo	73	20.9
	Não concordo	121	34.6
	Discordo totalmente	87	24.9
Atitude geral	Positivo	186	53.1
	Negativo	164	46.9

7.4.A **prática dos inquiridos da floricultura em relação à utilização segura de pesticidas** Na prática geral, 42,9% (N=150) dos inquiridos indicaram que adoptam práticas seguras no que diz respeito à utilização de pesticidas, enquanto 57,1% (N=200) indicaram não seguir práticas seguras. No que diz respeito à utilização de equipamento de proteção individual (EPI), a maioria dos inquiridos enquadra-se na categoria de utilização ocasional de EPI, com 44,0% (N=154) a indicarem esta prática. No entanto, um número significativo de inquiridos, 33,4% (N=117), indicou nunca utilizar EPI. Apenas uma pequena percentagem, 2,6% (N=79), indicou utilizar sempre EPI.

Relativamente aos tipos de EPI utilizados, os mais referidos foram as batas (30,1%), os óculos de proteção (19,1%) e as máscaras (14,8%). Outros tipos de EPI mencionados foram as luvas, os gorros, as botas e as calças. Em termos de cumprimento da concentração de pesticidas, 65,4% (N=229) dos inquiridos referiram não cumprir a concentração recomendada, enquanto 34,6% (N=121) indicaram cumprir. No que diz respeito às práticas de higiene pessoal, a maioria dos inquiridos indicou que toma banho após a aplicação de pesticidas (61,1%) e muda de roupa antes de ir para casa (56,3%). No entanto, houve ainda um número significativo de inquiridos que indicaram não seguir estas práticas.

No que se refere ao cumprimento das instruções do rótulo dos pesticidas, 62,9% (N=220) dos inquiridos referiram não seguir as instruções, enquanto 37,1% (N=130) indicaram cumpri-las. No que diz respeito ao armazenamento seguro dos recipientes de pesticidas, 64,3% (N=225) dos inquiridos referiram não armazenar os recipientes de forma segura, enquanto 35,7% (N=125) indicaram práticas de armazenamento seguras. No que se refere a comer e beber no local de trabalho, a maioria dos inquiridos (64,6%) referiu ter esta prática, enquanto 35,4% (N=124) indicaram não o fazer.A consideração da direção do vento durante a aplicação de pesticidas foi referida por 26,0% (N=91) dos inquiridos, enquanto 74,0% (N=259) não consideraram este fator. No que diz respeito ao consumo de cigarros, uma pequena percentagem de inquiridos (2,0%) referiu ter este hábito, enquanto a maioria (98,0%) não o fez. No que diz respeito ao consumo de álcool, apenas 6,3% dos inquiridos referiram ter este comportamento, enquanto 93,7% não o fizeram.

Em resumo, as práticas dos inquiridos relativamente à utilização de pesticidas variaram. Embora uma parte significativa dos inquiridos tenha declarado não seguir práticas seguras, como utilizar EPI, respeitar a concentração de pesticidas e seguir as instruções do rótulo, foram ainda observadas algumas práticas positivas. Estas incluíam tomar banho após a aplicação de pesticidas, mudar de roupa antes de ir para casa e ter em conta a direção do vento durante a aplicação. No entanto, é necessário melhorar as práticas gerais, uma vez que a maioria dos inquiridos não adoptou práticas seguras. Estes resultados sugerem a importância de promover e educar os indivíduos sobre o manuseamento correto dos pesticidas e as medidas de segurança para minimizar os riscos potenciais associados à utilização de pesticidas. Para mais pormenores, ver o quadro 4 abaixo.

Quadro 4: A prática dos inquiridos da floricultura relativamente à utilização segura de pesticidas (N=350) em Batu Town, East showa, Oromia, Etiópia, 2024.

CARACTERÍSTICAS	CATEGORIA	FREQUÊNCIA	(%)
Utilizar equipamento de proteção individual	Nunca	117	33.4
	Por vezes	154	44.0
	Sempre	79	2.6
Tipo de equipamento de proteção individual utilizado	Máscara facial	52	14.8
	Olho Google	67	19.1
	Luva	4.4	12.5

	Tampa	28	8.0
	Gawn	166	30.1
	Botas	22	11.2
	Calças	18	9.1
Conformidade com a concentração de pesticidas	Sim	121	34.6
	Não	229	65.4
Tomar banho após a aplicação de pesticidas	Sim	214	61.1
	Não	136	38.9
Mudar de roupa antes de ir para casa	Sim	197	56.3
	Não	153	43.7
Seguir as instruções do rótulo do pesticida	Sim	130	37.1
	Não	220	62.9
Armazenamento seguro de recipientes de pesticidas	Sim	125	35.7
	Não	225	64.3
Comer e beber no local de trabalho	Sim	226	64.6
	Não	124	35.4
Considerar a direção do vento durante a aplicação de pesticidas	Sim	91	26.0
	Não	259	74.0
Fumar cigarros	Sim	7	2.0
	Não	343	98.0
Consumo de álcool	Sim	22	6.3
	Não	328	93.7
Prática geral	Sim	150	42.9
	Não	200	57.1

7.5.Factores ambientais e institucionais dos trabalhadores da floricultura

74,1% (N=250) dos inquiridos viviam a mais de 5 quilómetros de distância, enquanto 28,6% (N=100) viviam num raio de 5 quilómetros da exploração agrícola. Este fator indica a proximidade da residência dos inquiridos à exploração agrícola, o que pode ter um impacto potencial na sua exposição a actividades relacionadas com pesticidas. A maioria dos inquiridos, 77,7% (N=272), referiu a ausência de símbolos de segurança, enquanto apenas 22,3% (N=78) indicaram a presença de tais símbolos.

Este fator realça a importância das pistas visuais e dos lembretes para promover práticas de segurança no ambiente de trabalho. No que diz respeito à pré-formação, 93,4% (N=327) dos inquiridos referiram não ter recebido qualquer pré-formação relacionada com a utilização de pesticidas, enquanto apenas 6,6% (N=23) indicaram ter recebido essa formação. No que diz respeito aos exames médicos prévios ao emprego, a maioria dos inquiridos, 94,0% (N=329), referiu não ter feito qualquer exame médico antes do emprego, enquanto apenas 6,0% (N=21) indicaram tê-lo feito. Em termos de exames médicos periódicos, 90,6% (N=317) dos inquiridos declararam não fazer exames médicos regulares, enquanto apenas 9,4% (N=33) indicaram ter feito avaliações periódicas.

Este fator realça a necessidade de uma monitorização regular da saúde para detetar quaisquer potenciais efeitos adversos da exposição aos pesticidas. Relativamente ao fornecimento de equipamento de proteção individual (EPI), 58,9% (N=206) dos inquiridos referiram receber EPI, enquanto 41,1% (N=144) indicaram não receber qualquer EPI. Este fator significa a disponibilidade de equipamento de proteção para minimizar o risco de exposição a pesticidas. Os tipos de EPI fornecidos variaram, sendo os mais referidos as batas (35,6%), as luvas (24,5%), as toucas (15,1%) e os óculos de proteção ocular (10,8%). Outros tipos de EPI fornecidos incluem máscaras faciais e botas. Este fator realça a variedade de equipamento de proteção fornecido aos indivíduos que trabalham com pesticidas.

Em resumo, os factores ambientais e institucionais relacionados com a utilização de pesticidas variaram entre os inquiridos. Embora uma parte significativa vivesse a mais de 5 quilómetros de distância da exploração agrícola, o que indica uma potencial diminuição da exposição, houve preocupações quanto à ausência de símbolos de segurança nas áreas de trabalho. Além disso, a falta de pré-formação, de exames médicos prévios ao emprego e de exames médicos periódicos suscita preocupações quanto às medidas de saúde e segurança em vigor. No entanto, é encorajador notar que a maioria dos inquiridos declarou ter recebido EPI, embora haja margem para melhorias em termos dos tipos de EPI fornecidos. Estas conclusões realçam a importância de abordar estes factores ambientais e institucionais para garantir o bem-estar e a segurança dos indivíduos que trabalham com pesticidas. Para mais pormenores, ver o quadro 5 abaixo.

Quadro 5: Factores ambientais e institucionais da floricultura trabalhadores (N=350) em Batu Town, East showa, Oromia, Etiópia, 2024.

CARACTERÍSTICAS	CATEGORIA	FREQUÊNCIA	(%)
Distância da residência da quinta Flory	Num raio de 5 km	100	28.6
	Mais de 5KM	250	74.1
Símbolo de segurança em cada área de trabalho	Sim	78	22.3
	Não	272	77.7
Pré-formação	Sim	23	6.6
	Não	327	93.4
Exame médico pré-emprego	Sim	21	6.0
	Não	329	94.0
Controlo médico	SIM	33	9.4

periódico	Não	317	90.6
Fornecimento de EPI	Sim	206	58.9
	Não	144	41.1
Tipo de EPI fornecido	Máscara facial	19	5.4
	Tampa	53	15.1
	Olho Google	38	10.8
	Vestido	125	35.6
	Luvas	86	24.5
	Botas	29	8.3

7.6. Factores que influenciam as práticas de segurança dos trabalhadores relativamente à utilização segura de pesticidas

os inquiridos com mais de 20 anos de idade tinham uma probabilidade significativamente mais elevada de praticar más medidas de segurança do que os inquiridos com menos ou igual a 20 anos de idade [COR1,601, IC 95% [1,045-2,452], p = 0,031]. Este facto sugere que os trabalhadores mais jovens podem estar mais inclinados a seguir boas práticas de segurança.

O conhecimento dos problemas de saúde relacionados com os pesticidas e a exposição aos pesticidas também mostrou associações significativas com as práticas de segurança. Os inquiridos que não tinham conhecimentos sobre os problemas de saúde relacionados com os pesticidas e a exposição aos pesticidas eram mais propensos a praticar medidas de segurança inadequadas do que os que tinham conhecimentos [COR, 0,528, IC 95% [0,309-0,905], p = 0,020 e COR, 1,981, IC 95% [1,156-3,430], p = 0,013, respetivamente].

No que respeita às medidas tomadas após a exposição a pesticidas, as pessoas que recorreram à medicina tradicional em vez de procurarem assistência médica numa clínica eram mais propensas a praticar medidas de segurança deficientes (COR, 1,981, IC 95% [1,156-3,430], p = 0,013). Este facto sugere a necessidade de promover cuidados médicos adequados e apoio aos trabalhadores em caso de incidentes de exposição.

A utilização de equipamento de proteção individual (EPI) também desempenhou um papel significativo nas práticas de segurança. Os inquiridos que referiram utilizar EPI por vezes ou sempre apresentaram uma menor probabilidade de praticar medidas de segurança inadequadas em comparação com os que nunca utilizaram EPI (por vezes: (COR, 0,132, IC 95% [0,068-0,256], p = 0,000; sempre: (COR, 0,508, IC 95% [0,270-0,954], p = 0,035). Este facto realça a importância da utilização consistente de EPI na promoção de condições de trabalho mais seguras.

As convicções relativas ao EPI e à exposição a pesticidas também estavam associadas às práticas de segurança. Os inquiridos que discordavam que o uso de

EPI evita a exposição a pesticidas tinham maior probabilidade de praticar medidas de segurança deficientes (COR, 0,565, IC 95% [0,343-0,930], p = 0,025). Do mesmo modo, as pessoas que discordavam que a exposição a pesticidas não causa problemas de saúde eram mais susceptíveis de praticar medidas de segurança inadequadas (COR, 3,116, IC 95% [1,999-4,858], p = 0,000). Estas conclusões sublinham a importância de abordar as ideias erradas e de promover conhecimentos exactos sobre os EPI e os riscos para a saúde relacionados com os pesticidas.

Por último, os exames médicos periódicos mostraram uma associação significativa com as práticas de segurança. Os inquiridos que não efectuaram exames médicos periódicos eram mais propensos a praticar medidas de segurança deficientes do que os que efectuaram exames regulares (COR, 2,550, IC 95% [1,212-5,366], p = 0,014). Este facto sublinha a importância da monitorização regular da saúde para garantir o bem-estar dos trabalhadores e detetar quaisquer potenciais efeitos adversos da exposição a pesticidas.

Em suma, esta análise bivariada revela vários factores que estão significativamente associados às práticas de segurança dos trabalhadores agrícolas de flores. Estes factores incluem a idade, o conhecimento dos problemas de saúde e da exposição aos pesticidas, as medidas tomadas após a exposição, a utilização de EPI, as crenças relativas ao EPI e à exposição aos pesticidas e os exames médicos periódicos. Para mais pormenores, ver o quadro 6 abaixo.

Quadro 6: Análise bivariada dos factores associados às práticas de manuseamento de pesticidas entre os trabalhadores da floricultura (N=350) em Batu Town, East showa, Oromia, Etiópia, 2024.

Caraterísticas	Categoria	Prática		COR(IC95%) para EXP(B)	Valor de p
		Bom	Pobres		
Idade	Menor e igual a 20	71(36.7%)	118(62.4%)	1	1
	Superior a 20	79(49.1%)	82(50.9%)	1.601[1.045 2.452]	0.031
Conhecer o problema de saúde dos pesticidas	Sim	126(46.2%)	147(53.8)	1	1
	Não	24(31.2%)	53(68.8%)	0.528[0.309 0.905]	0.020
Conhecer a exposição aos pesticidas	Sim	128(44.6%)	159(55.4%)	1	1
	Não	22(34.9%)	41(65.1%)	1.981[1.156 3.430]	0.013
Ação após exposição	Ir à clínica	127(46.4%)	147(53.6%)	1	1
	Outros (medicina	23(30.3%)	53(69.7%)	1.981[1.156	0.013

	tradicional)			3.430]	
Utilizar EPI	Nunca	38(32.5%)	79(67.5%)	1	1
	Por vezes	100(64.9%)	54(35.1%)	0.132[0.068 0.256]	0.000
	Sempre	62(78.5%)	17(21.5%)	0.508[0.270 0.954]	0.035
Acreditar que o uso de EPI evita a exposição a pesticidas	Concordo	152(60.4%)	106(39.6%)	1	1
	Não concordo	38(46.3%)	44(53.7%)	0.565[0.343 0.930]	0.025
Acreditar que a exposição a pesticidas não causa problemas de saúde	Concordo	84(59.2%)	58(40.8%)	1	1
	Não concordo	44(53.7%)	38(46.3%)	3.116[1.999 4.858]	0.000
Controlo médico periódico para cima	Sim	21(63.6%)	12(36.4%)	1	1
	Não	129(40.7%)	188(59.3%)	2.550[1.212 5.366]	0.014

os trabalhadores com mais de 20 anos de idade tinham uma probabilidade significativamente mais elevada de praticar más medidas de segurança do que os trabalhadores com menos ou igual a 20 anos de idade (AOR = 2,546, IC 95% [1,492-4,346], p = 0,001). Este facto sugere que os trabalhadores mais velhos podem estar menos inclinados a aderir a boas práticas de segurança.

No que diz respeito às medidas tomadas após a exposição a pesticidas, os inquiridos que procuraram a medicina tradicional em vez de se dirigirem a uma clínica eram mais propensos a praticar medidas de segurança inadequadas (AOR = 0,449, IC 95% [0,231-0,927], p = 0,015). Este facto realça a importância de procurar assistência médica adequada em caso de incidentes de exposição a pesticidas.

A utilização de equipamento de proteção individual (EPI) também mostrou uma associação significativa com as práticas de segurança. Os inquiridos que referiram utilizar EPI por vezes ou sempre tinham uma menor probabilidade de praticar más medidas de segurança em comparação com os que nunca utilizaram EPI (por vezes: AOR = 0,098, IC 95% [0,047-0,207], p = 0,000; sempre: AOR = 0,463, 95% CI [0,231-0,927], p = 0,030). Este facto reforça a importância da utilização consistente e adequada dos EPI na promoção de condições de trabalho mais seguras.

As convicções relativas à relação entre a exposição aos pesticidas e os problemas de saúde também foram associadas às práticas de segurança. Os inquiridos que discordavam que a exposição a pesticidas não causa problemas de saúde tinham maior probabilidade de praticar boas medidas de segurança (AOR = 0,273, 95% CI [0,162-0,460], p = 0,000). Isto sugere que uma melhor compreensão dos potenciais riscos para a saúde associados à exposição a pesticidas pode levar a práticas de segurança mais cautelosas.

Por último, os exames médicos periódicos mostraram uma associação significativa com as práticas de segurança. Os trabalhadores que efectuavam exames médicos regulares eram mais propensos a praticar boas medidas de segurança do que aqueles que não o faziam (AOR = 0,321, IC 95% [0,1330,770], p = 0,012). Este facto realça a importância da monitorização regular da saúde na promoção e manutenção de condições de trabalho mais seguras.

Em suma, a análise multivariada revela vários factores que estão significativamente associados às práticas de segurança dos trabalhadores agrícolas de flores. Estes factores incluem a idade, as medidas tomadas após a exposição, a utilização de EPI, as convicções relativas à exposição a pesticidas e aos problemas de saúde e os exames médicos periódicos. Para mais pormenores, ver o quadro 7 abaixo.

Quadro 7: Análise multivariada dos factores associados às práticas de manuseamento de pesticidas entre os trabalhadores da floricultura (N=350) em Batu Town, East showa, Oromia, Etiópia, 2024.

Caraterísticas	Categoria	Prática		AOR(IC95%) para EXP(B)	Valor de p
		Bom	Pobres		
Idade	Menor e igual a 20	71(36.7%)	118(62.4%)	1	1
	Superior a 20	79(49.1%)	82(50.9%)	2.546[1.492 4.346]	0.001
Ação após exposição	Ir à clínica	127(46.4%)	147(53.6%)	1	1
	Outros (medicina tradicional)	23(30.3%)	53(69.7%)	0.449[0.231 0.927]	0.015
Utilizar EPI	Nunca	38(32.5%)	79(67.5%)	1	1
	Por vezes	100(64.9%)	54(35.1%)	0.098[0.047 0.207]	0.000
	Sempre	62(78.5%)	17(21.5%)	0.463[0.231 0.927]	0.030
Acreditar que a exposição a pesticidas não causa problemas de saúde	Concordo	84(59.2%)	58(40.8%)	1	1
	Não concordo	44(53.7%)	38(46.3%)	0.273[0.162 0.460]	0.000
Controlo	Sim	21(63.6%)	12(36.4%)	1	1

médico periódico para cima	Não	129(40.7%)	188(59.3%)	0.321[0.133 0.77]	0.012

CAPÍTULO 8

Discussão

O nível relativamente baixo de conhecimentos relacionados com os pesticidas encontrado entre os trabalhadores da floricultura etíope neste estudo apenas 40,6% dos inquiridos têm bons conhecimentos gerais sobre a utilização segura de pesticidas, uma vez que bons conhecimentos são cruciais para o manuseamento seguro de pesticidas e a prevenção de efeitos adversos para a saúde. Este resultado é inferior ao nível de conhecimentos de 61,1% registado entre os agricultores (43).

Mas superior aos 39,4% encontrados entre os agricultores de outra região da Etiópia (40). E 33,3% dos trabalhadores agrícolas de Flory em Bahirdar (39).

A variação dos níveis de conhecimento entre os estudos pode ser atribuída a diferenças em factores como a formação académica, a formação ministrada e a natureza do trabalho agrícola. Por exemplo, um estudo realizado na Tanzânia concluiu que os retalhistas de pesticidas com níveis de educação mais elevados tinham melhores conhecimentos sobre pesticidas e práticas de manuseamento mais seguras (44). Do mesmo modo, um estudo realizado na Tailândia revelou que os agricultores que tinham recebido formação sobre segurança dos pesticidas tinham conhecimentos e práticas significativamente melhores do que os que não tinham recebido formação (54).

O facto de alguns trabalhadores recorrerem à medicina tradicional após a exposição a pesticidas sugere uma falta de sensibilização para os potenciais riscos para a saúde e para a importância de procurar cuidados médicos adequados. Este facto é coerente com um estudo anterior realizado na Etiópia, que concluiu que os agricultores recorriam frequentemente a remédios tradicionais devido a um conhecimento limitado dos efeitos dos pesticidas na saúde (58).

No que respeita às atitudes, o nível relativamente mais elevado de atitudes positivas (53,1%) encontrado neste estudo, em comparação com outros contextos, como a Etiópia (49,1%) (41), Kelantan, Malásia (43,7%) (43) e Tailândia (46,5%) (54), é um resultado encorajador. No entanto, menos de metade dos trabalhadores ainda tinha ideias erradas sobre a utilização e a exposição aos pesticidas, o que provavelmente contribuiu para práticas de segurança insuficientes.

Foram comunicadas lacunas semelhantes nos conhecimentos e atitudes noutros locais. Por exemplo, um estudo realizado no Egito concluiu que, embora os agricultores tivessem bons conhecimentos sobre as vias de entrada dos pesticidas, muitos ainda acreditavam que os pesticidas não representavam riscos para a saúde (42). Este facto mostra a necessidade de intervenções educativas abrangentes que não só melhorem os conhecimentos, mas também abordem as ideias erradas e as atitudes profundamente enraizadas.

Em conclusão, os resultados sugerem a necessidade de programas de formação e sensibilização específicos para melhorar os conhecimentos, atitudes e práticas relacionados com os pesticidas entre os trabalhadores da floricultura etíope. Esses esforços devem ter por objetivo melhorar a compreensão dos riscos para a saúde por parte dos trabalhadores, promover a utilização de equipamento de proteção individual e incentivar a comunicação e a gestão atempadas dos incidentes de exposição a pesticidas. O controlo e a avaliação regulares da eficácia destas intervenções seriam também cruciais para garantir melhorias sustentadas na segurança e no bem-estar dos trabalhadores .

O estudo concluiu que apenas 42,9% dos inquiridos tinham boas práticas de manuseamento de pesticidas, o que é mais elevado do que em estudos anteriores realizados na comunidade rural do distrito de Malga, região de Sidama, no sul da Etiópia (35,2%) (46), no Quénia (21%) (52), na Tanzânia (21%) (42) e em Kelantan, na Malásia (21,5%) (51). No entanto, as práticas actuais eram ainda inferiores às de estudos realizados em Gondar, na Etiópia (63,8%) (40) e na Tailândia (85%) (54). Mas é inferior a um estudo efectuado em Bahirdar, que é de 61,3% (39).

A diferença de potencial pode dever-se à falta de formação sobre a utilização de pesticidas, à insuficiente sinalização de segurança e fornecimento de EPI e ao baixo conhecimento geral dos trabalhadores. Os inquiridos com mais de 20 anos de idade eram mais propensos a ter más práticas de segurança do que os trabalhadores mais jovens (<20 anos). Os trabalhadores mais velhos podem estar menos inclinados a aderir a boas medidas de segurança, tal como constatado noutros estudos (50). Os trabalhadores que procuraram a medicina tradicional em vez de se dirigirem a uma clínica após a exposição a pesticidas eram mais susceptíveis de ter más práticas de segurança. Este facto sublinha a importância de procurar cuidados médicos adequados, tal como salientado em estudos anteriores (49, 53).

Os trabalhadores que referiram utilizar por vezes ou sempre equipamento de proteção individual (EPI) eram menos propensos a ter más práticas em comparação com os que nunca utilizaram EPI. A utilização consistente de EPI é fundamental para promover condições de trabalho mais seguras, de acordo com os resultados de vários estudos (45,47 e 50).

Os inquiridos que discordavam que a exposição a pesticidas não causa problemas de saúde eram mais propensos a ter boas práticas de segurança. Uma melhor compreensão dos riscos para a saúde pode levar a comportamentos mais cautelosos, como se viu noutros contextos (49, 53).

Os indivíduos que não se submeteram a exames médicos periódicos eram mais susceptíveis de ter más práticas de manuseamento de pesticidas do que aqueles que o fizeram. Os exames médicos regulares podem reforçar a sensibilização para a segurança, tal como referido em investigações anteriores (51, 54).

CAPÍTULO 9

Conclusões e recomendações

9.1. Conclusão

No total, foram envolvidos 350 participantes. A maioria dos participantes era do sexo feminino (74,3%) e residia em zonas rurais (54,4%). 54% dos participantes tinham 20 anos de idade ou menos. Além disso, a maioria dos participantes tinha formação académica (76,6%) e menos de 2 anos de serviço (65,7%). Uma maior proporção de participantes (59,4%) demonstrou um conhecimento geral fraco dos pesticidas, enquanto 40,6% demonstraram um bom conhecimento. As atitudes dos participantes em relação aos pesticidas estavam divididas, com 53,1% a terem uma atitude positiva e 46,9% a terem uma atitude negativa. A maioria dos participantes (57,1%) referiu não ter práticas seguras em geral, enquanto 42,9% referiram ter práticas seguras.

Embora a maioria dos participantes tenha acesso ao fornecimento de EPI, existem áreas de preocupação no que respeita às medidas de segurança. Estas incluem a falta de símbolos de segurança nas áreas de trabalho, exames médicos limitados antes da formação e antes do emprego e uma baixa participação em exames médicos periódicos. Estas conclusões realçam a necessidade de uma maior sensibilização para a segurança, formação e monitorização regular da saúde, a fim de aumentar a segurança e o bem-estar dos indivíduos envolvidos em actividades relacionadas com os pesticidas.

A idade, a ação após a exposição, a utilização de EPI, a crença nos riscos para a saúde da exposição a pesticidas e os exames médicos periódicos são factores que influenciam as práticas de manuseamento de pesticidas. Os participantes mais velhos, que procuraram assistência médica numa clínica após a exposição, que utilizaram EPI, que discordaram da ideia de que a exposição a pesticidas não causa problemas de saúde e que efectuaram exames médicos periódicos eram mais propensos a praticar boas práticas de manuseamento de pesticidas.

9.2. Recomendações

v É importante concentrar-se em programas de educação e formação direcionados para os indivíduos mais jovens. Estes programas podem aumentar a consciencialização sobre os potenciais riscos para a saúde associados à exposição a pesticidas e realçar a importância de seguir protocolos de segurança adequados.

v É essencial encorajar os participantes a procurar assistência médica numa clínica após a exposição a pesticidas. Este objetivo pode ser alcançado através de campanhas educativas que salientem a importância de uma avaliação e tratamento médicos imediatos em caso de exposição. Fornecer diretrizes claras sobre quando e onde procurar ajuda médica pode melhorar a resposta global aos incidentes de exposição a pesticidas.

v Os participantes que declararam usar EPI às vezes ou sempre tinham uma maior probabilidade de praticar boas práticas de manuseamento de pesticidas. É crucial promover a utilização consistente e adequada de EPI entre os indivíduos envolvidos em actividades relacionadas com pesticidas. Isto pode ser conseguido através de programas de formação, proporcionando um acesso fácil a EPI adequados e salientando a importância de usar sempre equipamento de proteção durante o manuseamento de pesticidas.

v Os participantes que discordaram que a exposição a pesticidas não causa problemas de saúde eram mais propensos a adotar boas práticas de manuseamento de pesticidas. É importante abordar quaisquer ideias erradas ou falta de sensibilização relativamente aos potenciais riscos para a saúde associados à exposição a pesticidas. Campanhas educativas, workshops e sessões de formação podem ajudar as pessoas a compreender a importância de práticas de manuseamento seguras e a necessidade de minimizar a exposição.

v Incentivar os participantes a fazer exames médicos periódicos é crucial para a deteção precoce e a prevenção de quaisquer problemas de saúde relacionados com a exposição a pesticidas. A promoção de um controlo regular da saúde através de campanhas de sensibilização e o acesso a serviços de saúde acessíveis podem ajudar as pessoas a dar prioridade ao seu bem-estar e a tomar as precauções necessárias.

Referência

1. Shahidullah AKM, Islam A, Rahman M. of pesticide use by vegetable growers in Bangladesh : a health sliteracy perspective in relation to noncommunicable diseases. 2015;
2. Pasiani JO, Torres P, Silva JR, Diniz BZ, Caldas ED. Conhecimento, Atitudes, Práticas e Biomonitoramento de Agricultores e Moradores Expostos a Pesticidas no Brasil. 2012;10:3051-68.
3. Jallow MFA, Awadh DG, Albaho MS, Devi VY, Thomas BM. Pesticide Knowledge and Safety Practices among Farm Workers in Kuwait : Resultados de um inquérito. 2017;
4. Gestão de pesticidas e perceção dos agricultores sobre os problemas ambientais e de saúde devidos à utilização de pesticidas no estado de Yucatán, México: um estudo de caso. 2022;289-300.
5. Abaineh A, Ejigu D, Atlabachew M, Dejen E, Tilahun G. Pesticidas em uso, sua aplicação e riscos para a saúde humana e os ecossistemas: um caso de Fogera. Sustain Environ [Internet]. 2024;10(1). Available from: https://doi.org/10.1080/27658511.2023.2298063
6. Teshome ZA, Argaw AB, Wanore WW. Utilização de Pesticidas, Práticas e O seu efeito nas abelhas em North Gonder, região de Amhara, Etiópia. 2023;2023.
7. Alebachew F, Id MA, Gedamu G, Id K, Chanie M. Práticas de segurança na utilização de pesticidas e factores associados entre os agricultores das zonas húmidas do distrito de Fogera, zona sul de Gondar, Noroeste. 2023;1-15.
8. Shentema MG, Brâtveit M, Kumie A, Deressa W, Moen BE. Respiratory Health among Pesticide Sprayers at Flower Farms in Ethiopia Saúde respiratória dos pulverizadores de pesticidas em explorações agrícolas de flores.
9. City B, West N. Pesticide Use Knowledge , Attitude , Practices and Practices Associated Factors Among Floriculture. 2022;10-2.
10. ESCOLA DE PÓS-GRADUAÇÃO PRÁTICAS DE SEGURANÇA E SAÚDE NO TRABALHO NA. 2013;
11. Hawera T, Tefera B, Sahu O. Avaliação do desempenho ambiental das explorações agrícolas de flores na Etiópia. J Environ Earth Sci. 2021;3(1):48-58.
12. Gani R, Devi S, Goundar S, Reddy E, Saber F, Cheng YL, et al. Somos a IntechOpen, a principal editora mundial de livros de acesso livre, construídos por cientistas, para cientistas TOP 1 %. Intech [Internet]. 2016;11(tourism):13. Disponível em: https://www.intechopen.com/books/advanced-biometric-technologies/liveness-detection-in-biometrics
13. Mekonen S, Belete B, Melak F, Ambelu A. Determinação de resíduos de pesticidas no soro de trabalhadores agrícolas de flores: Um risco profissional

crescente nos países de baixo rendimento. Toxicol Reports [Internet]. 2023;10(February):293-300. Disponível em: https://doi.org/10.1016/j.toxrep.2023.02.012

14. Toumi K, Joly L, Vleminckx C, Schiffers B. Risk assessment of florists exposed to pesticide residues through handling of flowers and preparing bouquets (Avaliação dos riscos dos floristas expostos a resíduos de pesticidas através do manuseamento de flores e da preparação de ramos de flores). Int J Environ Res Public Health. 2017;14(5):1-19.

15. The Association between Pesticide Exposure and Neurological Signs and Symptoms in Farmers in Magelang District, Central Java, Indonesia (Associação entre a exposição a pesticidas e sinais e sintomas neurológicos em agricultores do distrito de Magelang, Java Central, Indonésia).

16. Geleta DH, Alemayehu M, Asrade G, Mekonnen TH. Baixos níveis de conhecimento e prática de riscos profissionais entre os trabalhadores agrícolas de flores na zona sudoeste de Shewa, Etiópia: uma análise transversal. 2021;1-12.

17. Le N, Giau N, Tam PT, Thi P, Ngoc T, Doi N Van. CONHECIMENTO E PRÁTICA DO USO DE PESTICIDAS PARA PROTEGER A SAÚDE DOS AGRICULTORES NA PRODUÇÃO AGRÍCOLA NA CIDADE DE CAN THO EM 2021 - 2022 1 . Universidade de Medicina e Farmácia de Can Tho . 2 . Centro de Controlo de Doenças da Província de An Giang . 3 . Distrito de Go Cong Tay Heal. 2022;8(4):2022.

18. Mahyuni EL, Haharap U, Harahap RH. Prevenção da Toxicidade dos Pesticidas no Movimento Comunitário dos Agricultores. 2021;9:1-7.

19. Mahyuni EL, Harahap U. O Modelo de Crenças sobre Saúde na Prevenção de Pesticidas
Toxicidade. 2020;12(6).

20. Yuniastuti A. Hubungan Masa Kerja , Lama Menyemprot , Jenis Pestisida , Penggunaan APD dan Pengelolaan Pestisida dengan Kejadian Keracunan Pada Petani di Brebes Abstrak. 2017;2(2): 117-23.

21. Suwan-ampai P, Hanklang S, Kaewboonchoo O, Morioka I. International Journal of Nursing & Clinical Practices Development and Validation of the Knowledge , Self-efficacy , Outcome Expectation and Behavior on Pesticide Exposure Prevention for Rice Farmers. 2017;4.

22. Owisso RD, Bukalasa JS, Mwezi RJ. Associação entre riscos ocupacionais de exposição a pesticidas e sintomas respiratórios entre trabalhadores agrícolas orgânicos e não orgânicos. 2022;(junho).

23. Remoundou K, Brennan M, Hart A, Lj F. Newcastle University ePrints. 2015;20(February 2014):1113-38.

24. Asante IK, Ocran JK, Inkoom EW. Modeling Pesticide Use Behavior Among Farmers in the Upper East Region of Ghana: An Empirical Application of the Theory of Planned Behavior Modeling Pesticide Use Behavior Among Farmers in the Upper East Region of Ghana: An Empirical Application of the . 2023;(março).
25. Atreya K, Kattel K, Pandit S, Chaudhary P. Understanding farmers' knowledge, attitudes and practices of pesticide use in Nepal : synthesis of a systematic literature review Understanding farmers' knowledge, attitudes and practices of pesticide use in Nepal : synthesis of a systematic literatur. 2022;(junho).
26. Manunayaka G, Ganesamoorthi S, Patil NDC. A atitude dos produtores de vegetais em relação à mitigação dos efeitos adversos dos produtos químicos agrícolas. 2020;38(2):37-43.
27. Afshari M, Id AK shahanjarini, Khoshravesh S. Eficácia das intervenções para promover a segurança dos pesticidas e reduzir a exposição aos pesticidas em estudos de saúde agrícola : Uma revisão sistemática. 2021;1-24. Disponível em: http://dx.doi.org/10.1371/journal.pone.0245766
28. Manalu P, Hulu VT, Samosir FJ, Deasy S. Safe action in using pesticide among farmers : A scoping review. 2023;9(1):31-41.
29. Mekonen S, Belete B, Melak F, Ambelu A. Determinação de resíduos de pesticidas no soro de trabalhadores agrícolas de flores: um risco profissional crescente em países de baixo rendimento. Toxicol Reports [Internet]. 2023;10(February):293-300. Disponível em: https://doi.org/10.1016/j.toxrep.2023.02.012
30. Shentema MG, Brâtveit M, Kumie A, Deressa W, Moen BE. Saúde respiratória entre pulverizadores de pesticidas em fazendas de flores na Etiópia. 2022;
31. Kayame R, Mallongi A. Pesticide Handling Program In Agricultural Area To Prevent Environmental Pollution And Health Risk A Literature Review (Programa de manuseamento de pesticidas na área agrícola para prevenir a poluição ambiental e os riscos para a saúde). 2022;12(6):246-54.
32. Syamila AI, Kusumawardani DA, Nurika G. EXPOSIÇÃO A PESTICIDAS E PROBLEMAS DE SAÚDE ENTRE MULHERES EM IDADE REPRODUTIVA: UMA REVISÃO DA LITERATURA. 2022;7(1).
33. Shakya A, Acharya N. Factores que afectam o conhecimento dos horticultores dos distritos de Chitwan e Makwanpur sobre a utilização de pesticidas. 2023;8(2):221-7.
34. Loha KM, Klous G, Lamoree M, Boer J De. Utilização de pesticidas e práticas dos agricultores locais no Vale do Rift Central (CRV) da Etiópia:

implicações para o ambiente e riscos para a saúde. Int J Pest Manag [Internet]. 2022;0(0):1-14. Available from: https://doi.org/10.1080/09670874.2022.2135180

35. Tessema RA. Exposição ocupacional e ambiental a pesticidas e riscos de saúde associados entre aplicadores de pesticidas e residentes não aplicadores na Etiópia rural.

36. Mergia MT, Weldemariam ED, Eklo M, Yimer GT. Conhecimentos e práticas dos pequenos agricultores em matéria de pesticidas e seus impactos no ambiente e na saúde humana na Etiópia.

37. City B, West N. Pesticide Use Knowledge , Attitude , Practices and Practices Associated Factors Among Floriculture. 2022;10-2. Disponível em: https://doi.org/10.1177/11786302221076250

38. Famílias F. HHS Public Access. 2014;37(4):449-57.

39. Endalew M, Gebrehiwot M, Dessie A. Conhecimento, atitude, práticas e fatores associados ao uso de pesticidas entre trabalhadores da floricultura na cidade de Bahirdar, noroeste, Etiópia, 2020. *Informações sobre saúde ambiental*. 2022;16. doi: 10.1177/11786302221076250)

40. Mequanint, C., Getachew, B., Mindaye, Y., Amare, D. E., Guadu, T., & Dagne, H. (2019). Prática de manuseio e armazenamento de pesticidas e seus fatores associados entre os agricultores que trabalham em irrigações na cidade de Gondar, Etiópia, 2019. BMC research notes, 12(1), 709.

41. Gesesew, H. A., Woldemichael, K., Massa, D., & Mwanri, L. (2016). Conhecimentos, atitudes, práticas e problemas de saúde dos agricultores associados à utilização de pesticidas em aldeias rurais de irrigação, no sudoeste da Etiópia. PloS one, 11(9), e0162527.

42. Saleh Abbassy, M. M. (2017). Conhecimentos, atitudes e práticas dos agricultores, e a sua exposição a resíduos de pesticidas após a aplicação nas culturas hortícolas e frutícolas. Estudo de caso: norte do delta, Egito. Jornal de Toxicologia Analítica Ambiental, 7(2), 1-6.

43. Jambari, N. A., Samad, N. I. A., Anua, S. M., Ruslan, R., & Hamzah, N. A. (2020). Conhecimento, atitude e prática (KAP) sobre a exposição a pesticidas entre os agricultores em Kota Bharu, Kelantan. Malaysian Journal of Medical Sciences, 16(1), 56-62.

44.). Lekei, E. E., Ngowi, A. V., & London, L. (2014). Conhecimento e práticas de manuseamento dos retalhistas de pesticidas em cidades selecionadas da Tanzânia. Saúde ambiental, 13(1), 79.

45. Damalas, C. A., & Koutroubas, S. D. (2017). Exposição dos agricultores a pesticidas: tipos de toxicidade e formas de prevenção. Toxics, 5(1), 1.

46. Gebremedhin, B. et al. (2016). Utilização de pesticidas e factores associados

no distrito de Bahirdar Zuria, Noroeste da Etiópia. Cogent Environmental Science, 2(1), 1170579.

47. Jallow, M. F. et al. (2017). Conhecimento sobre pesticidas e práticas de segurança entre os trabalhadores agrícolas no Kuwait: resultados de um inquérito. Saúde Ambiental e Medicina Preventiva, 22(1), 21.

48. Mekonnen, Y., & Agonafir, T. (2002). Pesticide sprayers' knowledge, attitude and practice of pesticide use on agricultural farms of Ethiopia (Conhecimentos, atitudes e práticas dos pulverizadores de pesticidas em explorações agrícolas da Etiópia). Occupational Medicine, 52(6), 311-315.

49. Mengistie, B. T. et al. (2017). Práticas de uso de pesticidas entre pequenos agricultores de hortaliças na Etiópia. Ambiente, Desenvolvimento e Sustentabilidade, 19(1), 301-316.

50. Negatu, B. et al. (2016). Uma meta-análise da exposição a pesticidas como um fator de risco para a depressão entre os agricultores na Etiópia. BMC Psychiatry, 16(1), 1-11.

51. Nawi, N. A. M. et al. (2017). Exposição a pesticidas e comportamentos relacionados com a saúde entre os produtores de vegetais em Kelantan, Malásia. Jornal de Saúde Pública da Ásia-Pacífico, 29(5), 400-408.

52. Ngowi, A. V. et al. (2007). Práticas de manuseamento de pesticidas na agricultura da Tanzânia: dados observacionais de 27 explorações de café e algodão. Arquivos Internacionais de Saúde Ocupacional e Ambiental, 80(8), 713-718.

53. Kuhlmann e Nkrumah (2021) - "Pesticide exposure and health effects: a review of the evidence from selected low-and middle-income countries" (Exposição a pesticidas e efeitos na saúde: uma revisão das provas de países selecionados de baixo e médio rendimento):

54. Norkaew et al. (2010) - "Knowledge, attitude, and practice (KAP) of using personal protective equipment (PPE) for pesticide exposure among rice farmers in Nakhon Ratchasima province, Thailand" [Conhecimento, atitude e prática (CAP) da utilização de equipamento de proteção individual (EPI) para a exposição a pesticidas entre os produtores de arroz na província de Nakhon Ratchasima, Tailândia]:

55. Agência Central de Estatística. Recenseamento da população e da habitação 2007 - estatísticas da oromia. Ethiop Stat Serv [Internet]. 2007;158. Disponível em: https://www.statsethiopia.gov.et/wp-content/uploads/2019/07/Statistical_Oromiya-1.pdf

56.. Rostami F, Afshari M, Rostami-Moez M, Assari M, Soltanian A. Knowledge, attitude, and practice of pesticides use among agricultural workers. Vol. 23, Jornal Indiano de Medicina Ocupacional e Ambiental. 2019. p. 42-7.

57. Geleta DH, Alemayehu M, Asrade G, Mekonnen TH. Baixos níveis de conhecimento e prática de riscos profissionais entre os trabalhadores agrícolas de flores na zona sudoeste de Shewa, Etiópia: uma análise transversal. BMC Saúde Pública. 2021;21(1):1-12.
58. Adugna, A. (2018). AMHARA Demografia e Saúde. Inquérito Demográfico e de Saúde da Etiópia.

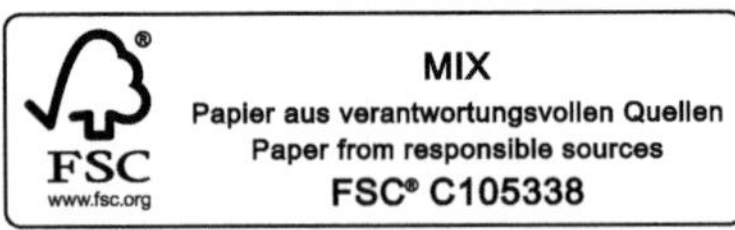

Printed by Books on Demand GmbH, Norderstedt / Germany